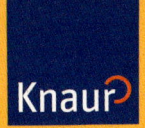

W0057204

Dr. Luise Mansel

Das Wichtigste über

Hormone

Hormonersatztherapie –
ja oder nein?

www.knaur-ratgeber.de

DAS WEIBLICHE

Hormonsystem

Hormone steuern viele Vorgänge im Körper

Unser Körper ist ein ausgeklügeltes Netzwerk, in dem jedes auch noch so kleine Teilchen seine Aufgabe hat. Alle Teilchen müssen zu jedem Zeitpunkt sehr präzise zusammenwirken, denn nur als Team bilden sie einen funktionierenden Menschen. Helfer in der Kommunikation und der Steuerung der komplizierten Abläufe sind Signal- oder Botenstoffe, die als Hormone (gr. ορμόνη = in Bewegung setzen, antreiben) bezeichnet werden. Zusammen mit dem autonomen, vom Willen unabhängigen Nervensystem sorgen sie dafür, dass die vielen Einzelprozesse in der vorgesehenen Weise verlaufen und optimal ineinandergreifen.

Wir kennen die Schilddrüse oder die Nebennieren als Stätten der Hormonproduktion. Das blutzuckersenkende Insulin kommt aus der Bauchspeicheldrüse, das Stresshormon Adrenalin stammt aus dem Nebennierenmark.

Viele Hormone werden in spezialisierten Drüsen gebildet und aus diesen ins Blut abgegeben. Nur kleinste Mengen sind nötig, damit sie ihre Wirkung entfalten. Der Fachbegriff für die Absonderung »nach innen in den Blutkreislauf hinein« heißt endokrin. Danach nennt man die Wissenschaft von den Hormonen »Endokrinologie« und den Mediziner, der sich diesem Fachgebiet widmet, »Endokrinologe«.

Über die weiblichen Hormone weiß der Gynäkologe genauso gut Bescheid. Beide Facharztgruppen sind für Sie die geeigneten Ansprechpartner, wenn es um Gesundheitsprobleme im Zusammenhang mit den weiblichen Hormonen geht.

Hormonproduktion in den Eierstöcken

Die Geschlechts- oder Sexualhormone im engeren Sinn werden überwiegend in den Keimdrüsen hergestellt – das sind bei der Frau die Eierstöcke und beim Mann die Hoden. In geringerem Ausmaß werden sie bei beiden Geschlechtern auch im Fettgewebe und in den Nebennieren gebildet.

Östrogene und Gestagene sind die weiblichen, Androgene – mit dem Hauptvertreter Testosteron – die männlichen Geschlechtshormone. Alle spielen eine wichtige Rolle für das hormonelle Leben der Frau. Im weiblichen Körper überwiegen Östrogene und Gestagene und im männlichen Organismus die Androgene. Das natürliche Gestagen heißt Progesteron.

Die Funktion der Sexualhormone

Sexualhormone bestimmen und steuern die Entwicklung und Funktion der Geschlechtsdrüsen von Mann und Frau. Sie sind verantwortlich für die Ausbildung der männlichen und weiblichen Geschlechtsmerkmale sowie für das geschlechtstypische Aussehen, und sie regeln alle Vorgänge, die mit der Fortpflanzung im Zusammenhang stehen.

Im Verlauf des weiblichen Zyklus ändern sich die Konzentration der Geschlechtshormone und ihr mengenmäßiges Verhältnis zueinander kontinuierlich. In den Wechseljahren geht die natürliche Hormonbildung stark zurück.

Hirnanhangsdrüse (Hypophyse)

An der Bildung, Freisetzung und Inaktivierung von Östrogenen, Progesteron und Androgenen in den weiblichen Eierstöcken sind Hormone aus der Hirnanhangsdrüse (Hypophyse) beteiligt – das follikelstimulierende Hormon (FSH) und das Gelbkörperhormon, auch luteinisierendes Hormon (LH) genannt. Sie gehören ebenfalls zu den Geschlechtshormonen. Wegen ihrer Wirkung auf das Geschehen in den Keimdrüsen oder Gonaden heißen sie gonadotrope Hormone. Sie stimulieren das Wachstum der blasigen Eibehälter (Follikel) im Eierstock, den Eisprung und die Gelbkörperbildung.

An der Milchbildung ist das Prolaktin beteiligt. Das Hormon Oxytocin spielt bei der Milchabsonderung eine Rolle und wirkt auf die Gebärmuttermuskulatur. Das choriongonadotrope Hormon HCG wird bei einer Schwangerschaft im Mutterkuchen (Plazenta) der Gebärmutter gebildet.

Steuerungszentrale Hypothalamus

Die zentrale Steuerung aller hormonellen Vorgänge findet im unteren Teil des Zwischenhirns statt, im Hypothalamus. Von dort senden sogenannte Releasing-Hormone Signale an die Hypophyse mit der Information zur Freisetzung weiterer Hormone. Man bezeichnet sie allgemein als glandotrope Hormone, nach dem medizinischen Fachbegriff Glandula für Drüse, weil sie über das Blut zu einer bestimmten Hormondrüse im Körper transportiert werden und diese Drüse dann zur Hormonabgabe veranlassen.

Störungen der Hormonsteuerung

Die Selbstregulierung kann durch körperliche und seelische Einflüsse aus dem Tritt geraten. Stress oder alters- und krankheitsbedingtes Nachlassen der natürlichen Hormonbildung gefährden sie. Als Folge können Störungen im monatlichen Zyklus der Frau oder bestimmte Wechseljahresbeschwerden auftreten. Auch mit einer Hormonzufuhr von außen – sei es zur Schwangerschaftsverhütung oder zur Behandlung von Wechseljahresbeschwerden – wird in die körpereigene Regulation eingegriffen.

Ihr Ziel erkennen glandotrope Hormone an bestimmten Zellstrukturen, an denen sie sich verankern können und zu denen sie passen wie ein Schlüssel in ein Schloss. Diese Strukturen werden Hormonrezeptoren genannt.

Die Abschaltung der Hormonbildungsprozesse wird ebenso wie ihr Beginn hormonell geregelt und vom Zwischenhirn (Hypothalamus) gesteuert. Das Zwischenhirn erhält beispielsweise bei entsprechend hoher Hormonkonzentration im Blut das Signal, die Freisetzung des Releasing-Hormons einzustellen bzw. ein gegensteuerndes Release-Inhibiting-Hormon zu produzieren. Sinkt die Hormonkonzentration im Blut unter einen gewissen Wert ab, wird der Steuerungsmechanismus im Zwischenhirn wieder umgeschaltet. Die selbstregulierende Steuerung der An- und Abschaltung der Hormonproduktion wird, weil sie mit den aus der Technik bekannten Regelkreisen vergleichbar ist, als hormoneller Regelkreis bezeichnet.

Die Natur benutzt zur Regulation der Geschlechtshormone den beschriebenen dreistufigen Aufbau mit der Signalkette vom Hypothalamus über die Hypophyse zu den Keimdrüsen und dem Rückkopplungsmechanismus über die Hormonkonzentration im Blut. Das bedeutet eine Optimierung der Sicherheit und eine Minimierung der Störanfälligkeit des Systems. Darüber hinaus aber gibt es im menschlichen Organismus auch noch weniger komplizierte Möglichkeiten der hormonellen Steuerung.

Aufgaben von Hypothalamus und Hypophyse

Hypothalamus

→ reguliert das vegetative Nervensystem, z.B. Herzfrequenz, Blutdruck, Atmung, Körpertemperatur, Wasserhaushalt, Nahrungsaufnahme

→ steuert die Ausschüttung von Hormonen in der Hypophyse

Hypophyse

→ steuert alle endokrinen Drüsen im Körper, z.B.

Schilddrüse   **Nebennieren**   **Hoden/Eierstöcke**

Überblick:
Die Geschlechtshormone der Frau

Eierstockhormone

Die wichtigsten Hormone, die in den Eierstöcken gebildet werden, sind Östrogene, Gestagene und Androgene.

Östrogene

Östradiol (=17β-Östradiol) ist am wirksamsten und wird zu weiteren Substanzen mit Östrogenwirkung (Östrogen und Östron) abgebaut.

Name:
- »... die bei weiblichen Tieren ein Brunftverhalten auslösen«

Bildung:
- in blasigen Zellhüllen der Eizellen in den Eierstöcken = Follikel, daher auch »Follikelhormon«
- in geringerem Ausmaß in Fettgewebe, Nebennieren, Hoden

Wirkungen der Östrogene:
- Sie sorgen im natürlichen weiblichen Zyklus für das Heranreifen eines Eis, das durch den Eisprung freigesetzt wird und dann befruchtet werden kann.
- Sie fördern das Wachstum der Gebärmutterschleimhaut (»Aufbau«).
- Sie bilden Schleim im Gebärmutterhals in klarer, flüssiger Konsistenz, der die Passage der Spermien erleichtert.
- Sie schützen vor Keimbesiedlung in der Scheide.
- Sie unterstützen den normalen Schwangerschaftsverlauf.
- Sie fördern das Wachstum der Milchdrüsen.

Östrogene wirken in den Geschlechtsorganen und der Brust am intensivsten, weil sich dort besonders viele Rezeptoren befinden. Weitere Wirkungen sind:

- Knochen: Sie hemmen den Knochenabbau (Osteoporoseschutz).
- Gefäße: Sie schützen jüngere, gesunde Gefäße vor Arteriosklerose, Herzinfarkt (bei älteren, geschädigten Gefäßen kein Schutz) und fördern die Blutgerinnung.
- Haut, Haare: Sie fördern Wachstum, Durchblutung, Wasserspeichervermögen, erhöhen die Elastizität, schützen vor Austrocknung.
- Harnwege: Sie schützen vor Infektionen, Beschwerden beim Wasserlassen, unwillkürlichem Harnabgang und Reizblase.
- Scheide: Sie schützen vor Trockenheit, Reizungen, Verletzungen.
- Gehirn, Nervensystem, Psyche: Sie stabilisieren Wärme- und Kreislaufregulation, hellen die Stimmung auf, steigern die Aktivität, verbessern Gedächtnisleistung, Konzentrationsfähigkeit, seelische Ausgeglichenheit und schützen möglicherweise vor Demenz (Alzheimer).
- Sie verbessern Schlaf, körperliche Geschicklichkeit, verringern übermäßigen Appetit.
- Sie senken die Körpertemperatur.
- Sie fördern die Wassereinlagerung im Gewebe.

Mangelsymptome:
- Hitzewallungen, Nachtschweiß, Frierattacken
- Konzentrations- und Merkschwäche, Abgeschlagenheit, depressive Verstimmung
- Trockenheit von Haut und Schleimhäuten
- Blasenbeschwerden, Reizblase

Gestagene

Progesteron (natürliches Hormon), auch Gelbkörperhormon oder Schwangerschaftshormon genannt; chemisch hergestellte Substanzen: Gestagene

Name:
- »für die Schwangerschaft«

Bildung:
- Eierstock: im leeren Follikel nach Freisetzung des
  Eis in der zweiten Zyklushälfte
- bei Schwangerschaft in der Plazenta (Mutterkuchen)
- geringere Mengen in Nebennierenrinde und
  Hoden

Wirkungen:
Die biologischen Effekte werden meist durch das Zu-
sammenwirken von Progesteron (Gestagen) und Östro-
gen ausgelöst, abhängig vom Mengenverhältnis und von
der zeitlichen Abfolge.
- Zustandekommen und Erhalt einer Schwanger-
  schaft (zusammen mit Östrogen)
- Einnistung des befruchteten Eis in der Gebärmutter
- Umwandlung der Gebärmutterschleimhaut und
  Einlagerung von Nährstoffen (»Umbau«)
- Verhinderung von übermäßigem Wachstum der
  Gebärmutterschleimhaut
- Verfestigung von Schleim im Gebärmutterhals,
  Behinderung des Spermiendurchtritts, Verengung
  des Gebärmutterhalses
- Unterdrückung der Follikelreifung nach einer
  Befruchtung
- »Antiöstrogenwirkung«: Hemmung der durch
  Östrogen ausgelösten Vorgänge
- Erhöhung der Körpertemperatur, Beschleunigung
  der Atmung

- Steigerung des Energiestoffwechsels
- Verschlechterung des Kohlenhydratstoffwechsels
- entspannende, schlaffördernde Wirkung
- vorübergehende Senkung der Wasserbindungsfähigkeit in Geweben, ödemabbauend
- gefäßverengende Wirkung
- Besserung von Blasenbeschwerden

Unerwünschte Wirkungen einer Gestageneinnahme:
- eventuell ungünstige Wirkung auf Gefäße und Cholesterinspiegel
- bei längerer Einnahme Befindlichkeitsstörungen, Kopfschmerzen, Übelkeit, Zyklusunregelmäßigkeit
- Die Gestageneinnahme hilft nicht gegen Trockenheit der Scheide.

Androgene

Die männlichen Sexualhormone Testosteron, Dehydroepiandrosteron (DHEA) und Androstendion kommen auch im weiblichen Organismus vor.

Bildung:
- Hoden, Eierstöcke

Wirkungen:
- Sie verstärken die Körperbehaarung.
- Sie fördern Wachstum, Eiweißsynthese und Bildung roter Blutkörperchen.
- Sie stimulieren die Stammzellen.
- Sie beleben das sexuelle Verlangen.
- Sie verstärken aggressives Verhalten.

Überwiegen Androgene, wie z. B. bei einem Östrogen-Androgen-Ungleichgewicht in der Pubertät und nach der Menopause, kommt es zu unreiner fettiger Haut, Pickeln, Akne, manchmal auch zu übermäßigem Haarwuchs im Gesicht und am Körper oder zu Haarausfall nach männlichem Muster.

Androgene werden in den Eierstöcken und im Fettgewebe noch viele Jahre nach der Menopause produziert und teilweise in Östrogene umgewandelt.

Mangelsymptome:

- verminderte Libido, Müdigkeit, vermindertes Wohlbefinden und schlechte Lebensqualität
- Abnahme der Schambehaarung
- Abnahme der Muskelmasse
- Verminderung der Knochendichte und Entwicklung einer Osteoporose

Gonadotropine

Das sind die Hormone der Hypophyse, welche die Sexualfunktion bei Frau und Mann steuern.

Follikelstimulierendes Hormon (FSH), Follitropin

Bildung:
- in der Hypophyse

Wirkungen:
- bei der Frau: Follikelreifung, Östrogen
- beim Mann: Spermiogenese

Luteinisierendes Hormon (LH), Lutropin

Bildung:
- in der Hypophyse

Wirkungen:
- Bei der Frau: Eisprung, Gelbkörperbildung; LH verstärkt Bildung von Androgenen, die überwiegend in Östrogene umgewandelt werden.
- Beim Mann: LH verstärkt Bildung von Androgenen, die als Testosteron ins Blut abgegeben werden.

Gonadotropin-Releasing-Hormon (GnRH)

Das GnRH ist ein Neurohormon und wird im Hypothalamus gebildet. Es stimuliert die Freisetzung von FSH und LH.

Entwicklungsphasen: Pubertät – fruchtbare Zeit – Wechseljahre

Die in der Pubertät beginnende und in den Wechseljahren allmählich zu Ende gehende fruchtbare Zeit einer Frau umfasst einen Zeitraum von 30 bis 40 Jahren.

Pubertät

In der Pubertät findet die Entwicklung vom Kind zur geschlechtsreifen Frau statt. Dabei wird zunächst die Produktion von follikelstimulierendem Hormon und Gelbkörperhormon in der Hypophyse wieder aufgenommen, die vor und nach der Geburt vorhanden war, in der frühem Kindheit aber fast erloschen ist. Durch ansteigende Blutspiegel der Hormone aus der Hypophyse wird die Bildung der Geschlechtshormone in den Eierstöcken angeregt.

Unter dem Einfluss der erhöhten Hormonspiegel verändern sich der Körper des Mädchens, sein Denken und Fühlen. Die weibliche Brust entwickelt sich, Achsel- und Schamhaare wachsen, Größe und Gewicht nehmen zu. Die äußeren und inneren Geschlechtsorgane reifen heran. Nach etwa zweijähriger Vorbereitungszeit kommt es schließlich zur ersten monatlichen Blutung. Sie ist der Beginn eines Kreislaufs, der sich von da an im weiblichen Körper – außer während Schwangerschaften und Stillzeiten – bis zum Ende der fortpflanzungsfähigen Zeit mehr oder weniger regelmäßig wiederholt.

Wann setzt die Menarche ein?

Der Zeitpunkt, zu dem die erste Monatsblutung eintritt, ist abhängig von der individuellen Veranlagung, dem Gesundheitszustand, dem allgemeinen Lebensstandard, der Ernährung und dem Klima.

Bei uns erleben die meisten Mädchen die »Tage«, die »Periode« oder die »Regel« heute erstmals zwischen dem 12. und 14. Lebensjahr. Das ist durchschnittlich vier Jahre früher als vor 100 Jahren. Die Verschiebung zu jüngerem Alter geht aber weiter. In Südeuropa findet die erste Monatsblutung ein bis zwei Jahre früher, bei den Eskimos zehn Jahre später statt als in Mitteleuropa.

Die fruchtbare Zeit

Mädchen bringen bei ihrer Geburt ein bis zwei Millionen Eizellen mit auf die Welt. Anders als die Samenzellen im Körper des Mannes werden sie im weiblichen Organismus nicht bei Bedarf neu gebildet, sondern liegen von Anfang an auf Lager in einem »Stock«, dem Eierstock, bereit. Ein beträchtlicher Teil stirbt in den ersten Lebensjahren ab. Doch sind zu Beginn der Pubertät immer noch rund 400 000 Eizellen vorhanden, von denen etwa 400 zu befruchtungsfähigen Eiern heranreifen können – eines in jedem monatlichen Zyklus.

Die ruhenden Eizellen befinden sich von der vorgeburtlichen Zeit her in einem Stadium der unterbrochenen Zellteilung. In diesem Zustand durchlaufen sie keine genetischen Reparaturprozesse. Das bedeutet, anders als in den meisten anderen Zellen werden zufällige Schädigungen nicht repariert.

Da die ruhenden Eizellen zu den Zellen mit der längsten Lebensdauer im weiblichen Körper gehören, besteht die Gefahr, dass sie irgendwann einmal schädigenden Einflüssen ausgesetzt werden. Daher steigt mit zunehmendem Alter der Frau das Risiko genetischer Veränderungen in diesen Zellen an.

Menstruationszyklus

Im monatlichen Zyklus greifen verschiedene hormonelle Vorgänge ineinander. Sie laufen nach einem regelmäßigen Rhythmus ab und beeinflussen sich gegenseitig. Im Mittelpunkt steht die sich entwickelnde Eizelle im Eierstock. In der ersten Zyklushälfte reift sie in einer Zellhülle, dem Follikel, heran. Ungefähr in der Mitte des Zyklus findet die Ovulation (der Eisprung) statt, bei der das reife Ei aus dem Follikel in den Eileiter ausgestoßen wird. Es wandert anschließend durch den Eileiter bis zur Gebärmutter. Auf diesem Weg kann es von einer Samenzelle befruchtet werden. Wenn das geschehen ist, nistet sich das Ei in der Gebärmutter ein und eine Schwangerschaft beginnt. Wurde es nicht befruchtet, löst es sich auf, und die Gebärmutterschleimhaut wird mit einer Monatsblutung abgestoßen.

Dauer des Zyklus

Definitionsgemäß gilt der erste Blutungstag als Beginn, der letzte Tag vor der neuen Blutung als Ende des monatlichen Zyklus. Die Dauer ist individuell verschieden und beträgt durchschnittlich 28 Tage. Auch Monatszyklen von nur 21 Tagen oder bis zu 40 Tagen gelten noch als normal.

Hormonelle Veränderungen im Zyklus

Diese zyklischen Abläufe werden von Hormonen im Gehirn, in den Eierstöcken und in der Gebärmutter reguliert, die sehr gut zusammenspielen müssen, damit alles reibungslos funktioniert.

Die im Zwischenhirn (Hypothalamus) als dem Steuerungszentrum freigesetzten Gonadotropin-Releasing-Hormone (GnRH) geben der Hirnanhangsdrüse die Anweisung zur Bildung von zwei gonadotropen Hormonen, dem follikelstimulierenden Hormon (FSH) und dem luteinisierenden oder Gelbkörperhormon (LH). Diese beiden Hormone werden über das Blut zu den Eierstöcken transportiert und haben dort unter anderem die Aufgabe, in einem der beiden Eierstöcke ein befruchtungsfähiges Ei bereitzustellen. Unter dem Einfluss des FSH beginnen zunächst mehrere Follikel und ihre Eizellen zu wachsen und dabei auch Östrogene – vor allem Östradiol – zu bilden. Da nur *ein* Follikel sein Ei zur vollen Reife bringen darf, unterdrückt der stärkste das Wachstum der anderen Follikel, wenn er eine gewisse Größe erreicht hat. Seine Östradiolproduktion erhöht er weiter.

Das Östradiol regt in der Hypophyse die Bildung von mehr FSH und LH an. Eine genügend hohe LH-Konzentration löst schließlich den Eisprung aus, bei dem das reife Ei den Follikel verlässt.

Gleichzeitig bereitet Östradiol die Gebärmutter auf eine Befruchtung vor. Es regt die Schleimhaut der Gebärmutter an, zu wachsen und mehrere Zellschichten zu bilden – die Schleimhaut wird aufgebaut. Es fördert die Bildung von Schleim mit einer klaren und dünnflüssigen Konsistenz im Gebärmutterhals, der den männlichen Samenzellen wenig Widerstand entgegensetzt. Weil er sich in diesem Zustand zu langen Fäden ziehen lässt, wenn man ihn zwischen Daumen und Zeigefinger nimmt, sagt man, er wird spinnbar. Die Beobachtung der Veränderung der Schleimstruktur wird gelegentlich noch als (sehr unsichere) natürliche Verhütungsmethode verwendet.

Der leere Follikel wird zum Gelbkörper umgebildet, der ein neues Hormon erzeugt, das Progesteron. Unter seinem Einfluss wird die Gebärmutter auf die Einnistung eines befruchteten Eis – das heißt den Beginn einer Schwangerschaft – vorbereitet. Ihre Durchblutung nimmt zu und durch Einlagerung von Flüssigkeit und Nährstoffen wird sie weich und dick. Progesteron verhindert, dass sich die Gebärmutter zusammenzieht und die befruchtete Eizelle ausstößt. Es bewirkt eine Erhöhung der Körpertemperatur um etwa 0,5 Grad Celsius und verändert die Beschaffenheit des Schleims im Gebärmutterhals. Er verfestigt sich nun und bildet einen Pfropfen, den weitere Samenzellen und auch Bakterien nicht mehr durchdringen können.

Wenn eine Eizelle befruchtet wurde, übernimmt nach ihrer Einnistung in die Gebärmutterschleimhaut die Fruchtanlage die Hormonbildung. Nach wenigen Tagen beginnt die Bildung von humanem Choriongonadotropin (HCG). Es sorgt unter anderem für den Erhalt des Gelbkörpers, der noch einige Wochen lang Progesteron liefern muss, ehe die Plazenta diese Aufgabe übernimmt. Optimale Östrogen- und Progesteronspiegel sind nötig, damit die bestehende Schwangerschaft nicht gefährdet wird. Die Reifung weiterer Eizellen und der Eisprung müssen unterbunden werden, und es muss gewährleistet sein, dass die Gebärmutterschleimhaut sich weiterentwickelt und nicht abgestoßen wird. Das Hormon HCG wird bei Schwangerschaftstests im Urin nachgewiesen.

Wenn keine Befruchtung stattgefunden hat und die Einnistung des Eis fehlgeschlagen ist, werden sofort die
Voraussetzungen für eine neue Chance im nächsten
Zyklus geschaffen. Der Gelbkörper zerfällt und setzt
kein Progesteron mehr frei. Auch der Östrogenspiegel
sinkt. Das Wachstum der Gebärmutterschleimhaut hört
auf. Sie bildet sich zurück und wird mit einer Blutung
abgestoßen. Mit dem ersten Tag der Blutung beginnt ein
neuer Zyklus.

Nach den verschiedenen Stufen der Hormonbildung
und Eireifung wird der Zyklus unterteilt in:
- die etwa 10-tägige Follikelphase
- die höchstens 2-tägige Ovulationsphase
- die unmittelbar vor dem ersten Tag der Blutung
  endende 14-tägige Gelbkörper- oder Lutealphase

In der ersten Phase wächst der Follikel mit dem reifen-
den Ei heran. In der zweiten Phase kommt es zum Eisprung, bei dem das reife Ei aus dem Follikel entlassen
wird. In der dritten Phase bildet sich aus dem leeren Follikel der Gelbkörper, der medizinisch Corpus luteum
heißt – daher Lutealphase.

Wechseljahre

Meist um das 50. Lebensjahr weisen erste Anzeichen auf
ein Nachlassen der Hormonproduktion in den Eierstöcken hin. Damit beginnen die Wechseljahre, und die
fruchtbare Zeit der Frau geht zu Ende. Diese Phase setzt
meist im Alter von 40 bis 49 Jahren ein, manchmal schon
vor dem 40. Lebensjahr und bei einem guten Drittel aller

Frauen erst im sechsten Lebensjahrzehnt. Wann es wirklich so weit ist, ob und welche Beschwerden dabei auftreten, hängt vom Gesundheitszustand und von der persönlichen Veranlagung ab. Meistens wird der Verlauf ähnlich sein wie bei der Mutter oder Großmutter.

Der Beginn der Wechseljahre kann durch Rauchen, viel Stress oder anhaltende Diäten um ein bis zwei Jahre vorverlegt werden. Eine Sondersituation stellen »vorzeitige« Wechseljahre dar. Davon spricht man, wenn die körpereigene Hormonproduktion bereits vor dem 40. Lebensjahr eingestellt wird. Autoimmun- und Stoffwechselkrankheiten, eine chirurgische Entfernung beider Eierstöcke oder aggressive Chemotherapien und Bestrahlungen zur Behandlung von Krebserkrankungen können die Ursache dafür sein.

Ein späterer Beginn mag mit einem von Natur aus großen Vorrat an Eianlagen in den Eierstöcken zusammenhängen. Ob er auch durch mehrere Geburten oder die längere Einnahme der Verhütungspille – über eine Art Bestandsschonung – erreicht werden kann, ist ebenso wenig bewiesen wie ein Hinausziehen durch eine bestimmte Ernährung. Möglicherweise hat »ein bisschen mehr auf den Rippen« einen verzögernden Effekt, weil das Fettgewebe in geringen Mengen Östrogene bildet, die eventuell noch wirksam sind, wenn die Hormonproduktion in den Eierstöcken schon beendet ist.

Phasen der Wechseljahre

In den Wechseljahren (dem Klimakterium) verringern die Eierstöcke die Produktion von Östrogen und Progesteron und stellen schließlich ihre Aktivität ganz ein. Das Versiegen der Hormonfreisetzung zieht sich über einen Zeitraum von etwa zehn Jahren hin. Das wichtigste

Ereignis in dieser Zeit ist das Ende der monatlichen Regelblutung. Die letzte Menstruation heißt Menopause. Die frühe Phase der Wechseljahre wird *Prämenopause* genannt. In dieser Zeit stört oder verzögert die langsam nachlassende Hormonbildung das Heranreifen der Eizelle. Die monatlichen Zyklen werden unregelmäßig, und die Fruchtbarkeit nimmt ab. Der hormonelle Regelkreis zwischen den Eierstöcken und der Hypophyse gerät aus dem Gleichgewicht. Bei vielen Frauen verzögern sich die Blutungen und werden schwächer. Sie können aber auch ungewöhnlich stark sein und in kürzeren Intervallen auftreten.

Prämenopause und Verhütung

Wichtig ist, daran zu denken, dass die Unregelmäßigkeiten nur von den Frauen bemerkt werden, die in dieser Zeit nicht mehr mit der Pille verhüten. Denn solange sie das tun, wird der Zyklus nicht von den Hormonen der Eierstöcke, sondern über die Pillenhormone reguliert.

Es folgt ein Abschnitt, in dem die Östrogenproduktion plötzlich sehr rasch abnimmt und die Bildung von Progesteron ganz eingestellt wird – die *Perimenopause* oder *menopausale Übergangsphase*. In dieser Zeit werden die Blutungen immer unregelmäßiger und hören schließlich ganz auf. Bei uns in Deutschland haben Frauen durchschnittlich mit etwa 51 Jahren ihre letzte Regelblutung. Der genaue Zeitpunkt der Menopause lässt sich nur rückschauend feststellen. Man geht davon aus, dass die Funktion der Eierstöcke erloschen ist, wenn die Blutungen ein Jahr lang ausgesetzt haben.

Dann beginnt die *Postmenopause*. In dieser Zeit werden zunächst noch Androgene in ähnlicher Menge wie in den Jahren zuvor hergestellt. Deren Wirkung tritt manchmal deutlicher hervor als erwünscht, weil das hormonelle Gleichgewicht durch Abnahme der weiblichen Hormone gestört ist. Es kommt dabei gelegentlich zu Erscheinungen der »Vermännlichung«, besonders an der Haut und an den Haaren. Kosmetisch störend kann ein Damenbärtchen oder Haarausfall sein. Gesundheitlich kritischer ist eine Umverteilung des Körperfetts, indem die Figur statt der typisch weiblichen Birnenform mit Fett an Gesäß und Hüften die männliche Apfelform mit Fett am Bauch annimmt. Dies erhöht das Risiko für Herz-Kreislauf-Erkrankungen.

Auswirkungen von Androgenmangel

Fehlende Androgene führen zu einem Nachlassen des sexuellen Verlangens, chronischer Müdigkeit und einer verringerten Lebensqualität. Die Bedeutung der Androgene für die Frau wurde lange verkannt.

Vor 100 Jahren haben die meisten Frauen die Postmenopause gar nicht erlebt. Bei der heutigen Lebenserwartung hat eine Frau nach der letzten Monatsblutung, der Menopause, durchschnittlich noch gut ein Drittel ihres Lebens vor sich. In dieser Zeit nehmen die beruflichen und familiären Verpflichtungen ab, und viele Frauen können erstmals persönliche Freiheiten genießen. Wohlbefinden, Gesundheit und volle Leistungsfähigkeit in den Wechseljahren und möglichst lange danach sind deshalb wichtiger denn je.

HORMONELLE

Empfängnis-verhütung

Verhütung – Holz oder Hormone

Zur Verhinderung ungewollter Schwangerschaften wurden neben wissenschaftlich nachvollziehbaren oft auch gefährliche und abstruse Methoden eingesetzt. So sollte beispielsweise das Trinken von hochgiftigem Quecksilber in China vor 4000 Jahren die Entstehung neuen Lebens verhindern. Verträglicher ist im Vergleich dazu sicher die zeitgleiche ägyptische Empfehlung eines Vaginalkegels aus Granatapfelsamen und Wachs. Im zweiten Jahrtausend vor Christus wurde ein Tampon aus Datteln und dem Saft einer afrikanischen Akazienart zur Langzeitverhütung mit dreijähriger Wirkungsdauer angewendet. Dies ist eine vom Grundgedanken her erstaunlich rationale Methode, denn beim Zersetzen des pflanzlichen Gummisaftes bildet sich Milchsäure, die einen samenabtötenden Effekt hat. Giacomo Casanova hat seinen Geliebten angeblich das Einbringen ausgedrückter Zitronenhälften in die Scheide empfohlen. Der noch vor weniger als 200 Jahren gängige Rat von Hebammen, ein Stückchen Holz als mechanischen Schutz vor den Muttermund zu legen, ist sogar mit einem gewissen Wirkungsnachweis überliefert: Bäuerinnen, die diesen Rat befolgten, hatten statt der damals üblichen sechs bis acht nur zwei bis drei Kinder. Das hat einen deutschen Gynäkologen im 19. Jahrhundert zur Entwicklung der ersten »Zervikalkappe« bewogen, die ebenfalls die Gebärmutter verschließen sollte.

Verhütung durch den Mann

Schutzmaßnahmen der Männer beim Geschlechtsverkehr sind ebenfalls schon aus alten Kulturen bekannt, sollten aber wahrscheinlich vor allem die Übertragung von Geschlechtskrankheiten verhindern. Die erste Abbildung eines Mannes, der während des Geschlechtsaktes einen Penisschutz trägt, stammt aus dem zweiten nachchristlichen Jahrhundert und wurde in Frankreich gefunden. Der Begriff Kondom tauchte erst im 17. Jahrhundert auf. Er leitet sich von dem Namen eines englischen Arztes ab, der die Präservative in der heutigen Form entwickelt hat. Vor der Erfindung der Kautschukvulkanisierung wurden sie aus Stoff, Leder, Tierdärmen oder Fischblasen gefertigt. Heute verwendet man meist hautfreundliche Latexmaterialien, die bei entsprechender Qualität einen relativ sicheren Empfängnisschutz bieten. Ihre Zuverlässigkeit wird jedoch häufig durch Anwendungsfehler und gelegentlich auch durch Materialschwächen eingeschränkt. In Ergänzung zu hormonellen Verhütungsmethoden spielen sie in unserer Zeit eine zunehmend wichtige Rolle als Schutz vor Aids und anderen sexuell übertragbaren Krankheiten.

Emanzipation und wissenschaftlicher Fortschritt

Die Empfängnisverhütung durch Einnahme von Hormontabletten ist eine der faszinierendsten Entdeckungen der Medizin. Eine ihrer wichtigsten gesellschaftlichen Grundlagen war die Emanzipationsbewegung zu Beginn des 20. Jahrhunderts, weil in diesem Zusammenhang erstmals Themen der kontrollierten Schwangerschaft und Familienplanung öffentlich diskutiert wurden. Medizinische Voraussetzungen lieferten zum einen die damals neuen wissenschaftlichen Erkenntnisse über die hormonellen Abläufe im weiblichen Zyklus und zum anderen die Fortschritte in der Chemie. Sie nämlich schafften die Möglichkeit, weibliche Sexualhormone chemisch herzustellen, die in der Wirkung den natürlichen Hormonen entsprachen und sich zu Arzneimitteln verarbeiten ließen.

An der Erforschung der weiblichen Sexualhormone haben sich zahlreiche Mediziner, Biologen und Chemiker beteiligt. Der deutsche Biochemiker Adolph Butenandt erhielt für die Isolierung und die Aufklärung der chemischen Struktur der Geschlechtshormone 1959 den Nobelpreis für Chemie. Schon um 1920 hatte man erkannt, dass es möglich sein müsse, mit der Gabe von Geschlechtshormonen in den natürlichen weiblichen Zyklus so einzugreifen, dass eine Schwangerschaft verhindert wird. Anfänglich wurde den Frauen das Hormon täglich gespritzt. Später ist es gelungen, die Hormonmoleküle chemisch zu verändern, so dass sie auch nach der Einnahme in Tablettenform noch wirksam waren.

Die Entwicklung der »Pille«

1956 berichteten die amerikanischen Endokrinologen Gregory Pincus und John Rock zum ersten Mal in einer wissenschaftlichen Zeitschrift über die empfängnisverhütende Wirkung synthetischer Gestagene. Zwei Jahre später gelang in einer Studie mit 60 000 Frauen der praktische Beweis, dass sich mit der Einnahme von Östrogen und Progesteron eine Schwangerschaft verhindern lässt. Die erste »Pille« kam 1960 in den USA und 1961 in Deutschland auf den Markt. Es ist kaum noch vorstellbar, dass sie aus ethisch-moralischen Gründen zunächst nur verheirateten Frauen bei Zyklusstörungen verordnet werden durfte.

Die Anwendung der Pille zum Schutz vor einer Schwangerschaft setzte sich erst im Zuge der Studentenbewegung von 1968 durch. Heute ist sie in verbesserter Form das weltweit am häufigsten verwendete Verhütungsmittel. Sie ist zugleich das am besten erforschte und dokumentierte Arzneimittel überhaupt und genügt höchsten Ansprüchen an Sicherheit und Verträglichkeit. Das ist besonders wichtig, da sie – anders als die meisten Medikamente – normalerweise nicht vorübergehend zur Heilung einer Krankheit, sondern langfristig von gesunden jungen Frauen angewendet wird, die einen natürlichen Vorgang unterdrücken und dabei gesund bleiben wollen.

Länger als 40 Jahre wurde sie inzwischen von fast zwei Frauengenerationen oft während der gesamten fortpflanzungsfähigen Zeit eingenommen. Für die überwiegende Mehrheit stellt die langfristige Anwendung kein Problem dar. Nach dem Absetzen bleiben keine Spätfolgen, die Fruchtbarkeit stellt sich rasch wieder ein. Erkrankungsrisiken durch die Pille sind ausgesprochen gering. Für viele Frauen hat sie zusätzliche gesundheitliche Vorteile.

Verhütung – wer übernimmt die Kosten?

Hormonelle Verhütungsmittel müssen ärztlich verordnet, aber selbst bezahlt werden. Für junge Frauen bis zum vollendeten 20. Lebensjahr übernimmt bei Verordnung durch einen Kassenarzt die gesetzliche Krankenkasse die Kosten. Ab 18 muss der reguläre Rezeptanteil selbst bezahlt werden. Bei Verordnung über Pro Familia erfolgt die Abrechnung über die Sozialhilfe.

Die anfänglich aufgetretenen unerwünschten Wirkungen auf den Blutdruck, die Blutfette und die Blutgerinnung sind mit der Absenkung der Östrogendosis zurückgegangen. Mit modernen Gestagenen wurde die Verträglichkeit weiter verbessert und zusätzlicher Nutzen geschaffen. Nur wenige Frauen vertragen – aufgrund bestimmter Vorerkrankungen oder individueller gesundheitlicher Probleme, die den Ärzten heute bekannt sind – keine Pille. Rein medizinisch betrachtet, bedeutet ihre Einnahme ein wesentlich geringeres Gesundheitsrisiko als eine Schwangerschaft oder Geburt.

Bei vorschriftsmäßiger Einnahme ist die Pille nahezu hundertprozentig zuverlässig. Sie wird ergänzt durch moderne, neue Darreichungsformen zur hormonellen Verhütung wie Pflaster, Depotspritze und implantierbare oder in die Scheide einzuführende, lange oder kurz wirkende Systeme, die für viele Frauen von Vorteil sind.

Pearl-Index zeigt Verhütungssicherheit

Die Sicherheit von Verhütungsmethoden wird durch den Pearl-Index dargestellt. Er wurde nach dem amerikanischen Biologen Raymond Pearl benannt und gibt die Anzahl ungewollter Schwangerschaften in 100 Frauenjahren an. Er beträgt beispielsweise 5, wenn bei 100 Frauen, die mit einer bestimmten Methode ein Jahr lang verhütet haben, fünf Schwangerschaften aufgetreten sind.

Je kleiner die Zahl, umso sicherer ist eine Verhütungsmethode, denn verglichen werden »Versagerquoten«. Bei ungeschütztem Geschlechtsverkehr beträgt der Pearl-Index 80 bis 85. Mit der Pille liegt er unter 1.

Allerdings besteht ein Unterschied zwischen der theoretischen und der praktischen Sicherheit einer Methode. Anwendungsfehler – vergessene Pilleneinnahme, falsch geklebtes Pflaster, verrutschtes Kondom – erhöhen selbstverständlich das Risiko, auch bei theoretisch niedrigem Pearl-Index einer Methode. Sie werden in den Herstellerangaben meist vernachlässigt. In manchen Listen werden sie mit berücksichtigt. Daher sind Zahlenangaben aus unterschiedlichen Quellen schwer vergleichbar.

Wenn beispielsweise für die Pille ein Pearl-Index von 0,1 bis 0,9 angegeben wird, dann bezieht sich die niedrige Zahl auf eine korrekte Anwendung. Die höhere Zahl zeigt, dass die praktische Sicherheit aufgrund von Fehlern bei der Anwendung erheblich davon abweichen kann. Fast die Hälfte der Frauen vergisst mindestens einmal im Monat die Einnahme der Pille.

Wirkstoffe in verschiedenen Kombinationen

Mittel zur hormonellen Verhütung enthalten Gestagene – also chemisch hergestellte Hormone mit der Wirkung des natürlichen Hormons Progesteron. Sie werden entweder allein oder zusammen mit Östrogenen angewandt. Die klassische Pille besteht ebenso wie ihre Nachfolgerin, die moderne Mikropille, aus einer Kombination von Gestagen und Östrogen. Auch Hormonring und Hormonpflaster sind Kombinationspräparate mit demselben Wirkprinzip wie die Kombinationspillen. Minipillen, Hormonimplantat und Dreimonatsspritzen sowie die neue östrogenfreie Pille enthalten nur Gestagene.

Gestagene mit zusätzlichen Nutzeffekten

Natürliches Progesteron kann nicht zur Herstellung von Tabletten verwendet werden, weil es bei dieser Einnahmeform zu schnell an Wirksamkeit verliert. Für die Anwendung in Gelen, die auf die Haut aufgetragen werden, oder in Präparaten zur Einführung in die Scheide ist es dagegen geeignet.

Die Eigenschaften der modernen chemisch hergestellten Gestagene werden dem natürlichen Progesteron immer mehr angeglichen. Unerwünschte Wirkungen werden dabei zurückgedrängt und günstige hervorgehoben. Interessant sind sie heute aufgrund ihres Zusatznutzens für Haut, Haare und die Figur. Manche Gestagene wirken den östrogenbedingten Wassereinlagerungen ins Gewebe entgegen, die bei einigen Frauen zu Gewichtszunahme, Brustspannen und Völlegefühl führten. Andere bessern oder beseitigen unreine Haut und Akne und verhindern unerwünschten Haarwuchs oder auch Haarausfall.

Wichtig zu wissen

Die unterschiedlichen biologischen Eigenschaften verschiedener Gestagene können sich in der Kombination mit dem Pillenöstrogen verstärken oder abschwächen.

Ethinylöstradiol, das »Pillen-Östrogen«

Auch natürliches Östrogen muss chemisch etwas abgewandelt werden, damit Arzneimittel zum Einnehmen daraus hergestellt werden können. Das »Pillen-Östrogen« (meistens wird die Substanz Ethinylöstradiol verwendet) ist in den erwünschten biochemischen Hormoneigenschaften dem körpereigenen Hormon sehr ähnlich. Es bindet ebenso gut an die Hormonrezeptoren der Zellen, in denen es wirken soll. Allerdings bleibt es länger dort haften. Für die Verhütung spielt das keine Rolle, aber andere Östrogenwirkungen im Körper können sich dadurch verstärken. Das erhöhte Thromboserisiko der ersten Pillenpräparate hing mit dieser Eigenschaft zusammen.

Die erste amerikanische Verhütungspille enthielt 150 Mikrogramm Östrogen, und zwar Mestranol, das erst im Körper in das wirksame Ethinylöstradiol umgewandelt wird. Im Vergleich dazu war die erste deutsche mit 50 Mikrogramm Ethinylöstradiol viel besser verträglich und ja schon fast gering dosiert. Es hat sich aber herausgestellt, dass sich das Thromboserisiko mit Östrogenmengen unter 50 Mikrogramm noch deutlich weiter senken lässt. Die heutigen Pillen kommen bei gleicher Verhütungssicherheit mit 30 oder sogar 20 Mikrogramm aus. Wegen des geringen Östrogengehalts nennt man sie Mikropillen. Sie dürfen nicht mit der »Minipille« verwechselt werden, die nur Gestagen enthält.

Wichtig zu wissen

Es wird heute empfohlen, die Östrogendosis so gering wie möglich zu halten und vor allem als erste Pille ein niedrig dosiertes Präparat auszuwählen. Die Grenze nach unten – sie ist übrigens von Frau zu Frau verschieden – ist erreicht, wenn unerwünschte Zwischenblutungen auftreten. Gehen sie nicht nach kurzer Zeit zurück, muss ein anderes Pillenpräparat verordnet werden.

Gesunde Frauen, die nicht übergewichtig sind und nicht rauchen, können die niedrig dosierten Kombinationspräparate ohne Risiko von Anfang an bis zu den Wechseljahren einnehmen.

Östrogen-Gestagen-Kombinationen

Mit der Pille und allen anderen kombinierten Hormonpräparaten zur Verhütung wird dem Körper die Hormonsituation einer Schwangerschaft vorgespielt. Die Bildung der zum Eisprung notwendigen Hormone wird unterdrückt und die Reifung neuer Eizellen verhindert. Deshalb werden diese Präparate Ovulationshemmer genannt.

Wenn durch die Einnahme der Pille oder die Anwendung von Pflaster, Vaginalring, Spirale oder Spritze die darin enthaltenen Hormone ins Blut gelangen, verändern sie dort die natürlichen Gleichgewichte der Östrogen- und Progesteron-Konzentrationen. Der kontinuierliche Rhythmus des monatlichen Zyklus mit der beständigen Zu- und Abnahme der Hormonproduktion findet nicht mehr statt, sondern es bilden sich gleichmäßig hohe Hormonspiegel aus. Die Wirkstoffe der Verhütungsmittel greifen in den hormonellen Regelkreis ein, der die Hormonbildung und -freisetzung zwischen Gehirn, Eierstöcken und Gebärmutter steuert. Damit werden die hormonabhängigen Prozesse in diesen Organen aus ihren natürlichen Bahnen geworfen. Das Zwischenhirn, der Hypothalamus, registriert den höheren Hormonspiegel im Blut und gibt kein Signal zur Hormonbildung an die Hirnanhangsdrüse. Folglich werden dort die zum Follikelwachstum und zur Eireifung nötigen Hormone nicht freigesetzt. Damit unterbleibt die Bildung von Geschlechtshormonen im Eierstock. Weil sich kein reifes Ei entwickeln konnte, findet schließlich auch kein Eisprung statt.

So weit wirken Östrogene und Gestagene in den Kombinationspräparaten zur Schwangerschaftsverhütung zusammen. Darüber hinaus aber kommen zusätzliche Eigenschaften der Gestagene ins Spiel, die die Verhütungssicherheit weiter erhöhen: Gestagene verfestigen den Schleim im Gebärmutterhals. Dadurch wird es den Samenzellen erschwert, in die Gebärmutter und von dort aus in die Eileiter zu gelangen. Sie setzen die Eigenbeweglichkeit der Eileiter herab und behindern den Transport der Eizelle zur Gebärmutter. Sie verändern den Aufbau der Gebärmutterschleimhaut so, dass sich selbst eine befruchtete Eizelle nicht einnisten könnte.

Ovulationshemmer und Abtreibung

Manche Menschen lehnen die Pille ab, weil sie in der Verhinderung der Einnistung eines befruchteten Eis eine Frühabtreibung sehen. Aus medizinischer und juristischer Sicht ist das nicht der Fall.

Sehr viele Frauen schlucken täglich ihre Pille und spüren dabei gar nichts. Sie vergessen in der Regel vollkommen, dass sie ihrem Körper damit Stoffe zuführen, die eine hohe Wirksamkeit besitzen. Sehr selten treten vorübergehend leichte Nebenerscheinungen auf. Sie ähneln den Unpässlichkeiten am Beginn einer Schwangerschaft – Müdigkeit, leichte Übelkeit, ein leichtes Spannungsgefühl in der Brust. Bemerkt werden sie, wenn überhaupt, meistens nur im ersten »Zyklus mit Pille«. Als früher noch höhere Wirkstoffmengen verwendet wurden, waren sie etwas häufiger. Bei den heute üblichen niedrigen Östrogendosen und den modernen Gestagenen kommen sie kaum mehr vor. Trotzdem ist die Verhütungssicherheit der niedrig dosierten Hormonpräparate ebenso gut wie die der früheren mit höheren Hormondosen. Etwas häufiger treten Blutungsstörungen auf, aber auch sie geben sich fast immer nach wenigen Monaten.

Wichtig zu wissen

Die Zykluskontrolle hängt vom Präparat und von den individuellen Voraussetzungen der Anwenderin ab. Falls unerwünschte Begleiterscheinungen zum Problem werden, ist es vielleicht günstiger, ein anderes Präparat zu verwenden.

Die modernen kombinierten Östrogen-Gestagen-Pillen steigern häufig das Wohlbefinden der Anwenderinnen. Sie verringern Regelschmerzen und die Stärke der Monatsblutung. Gutartige Geschwülste an Brust und Gebärmutter, Endometriose und Eierstockzysten gehen zurück.

Die heutigen modernen Verhütungspillen erhöhen das Risiko für die Entstehung von Brustkrebs nicht, können langfristig vor Gebärmutter-, Eierstock- und Darmkrebs schützen und wahrscheinlich auch vor der Entwicklung einer chronischen Polyarthritis und Osteoporose.

Gestagene können wegen ihrer positiven Zusatzeffekte die Entscheidung für ein bestimmtes Präparat durchaus mit bestimmen. Manche beeinflussen Akne, fettige Haut und fettige Haare sehr günstig. Andere helfen gegen Beschwerden vor und während der monatlichen Blutung, die man prämenstruelles Syndrom (PMS) nennt – wie Kopfschmerzen, schmerzhafte Spannungen in Brust und Bauch, Völlegefühl, unreine Haut, Gereiztheit, Abgeschlagenheit.

Gestagene wirken einerseits in vieler Hinsicht als Gegenspieler der Östrogene. Beispielsweise wird die Gebärmutterschleimhaut unter Östrogeneinfluss aufgebaut – die einzellige Schicht vermehrt sich zu mehreren Zelllagen. Gestagene stoppen den Aufbau und wirken einer übermäßigen Vergrößerung, einer Wucherung, entgegen. Andererseits kommen viele Gestagenwirkungen nur unter Mitwirkung der Östrogene zustande.

Östrogenfreie hormonelle Verhütungsmittel

Für Frauen, die Östrogene nicht vertragen oder nicht einnehmen wollen, gibt es hormonelle Verhütungsmittel, die nur Gestagene in niedriger Dosierung enthalten, wie Minipille, Hormonspirale, Dreimonatsspritze und die neuere östrogenfreie Pille.

Verhütung in der Stillzeit

In der Stillzeit können kombinierte Präparate nicht eingenommen werden, weil das Östrogen zum einen in die Muttermilch übergeht und zum anderen den Milchfluss hemmt. Mit Gestagenen allein wird dagegen weder weniger noch in der Zusammensetzung veränderte Milch gebildet.

Eine Östrogenunverträglichkeit besteht z. B. bei Frauen mit Übergewicht, leichtem Bluthochdruck und erhöhter Thromboseneigung sowie bei längerer Bettlägerigkeit und in Situationen vor und nach Operationen, in denen die persönliche Beweglichkeit eingeschränkt ist.

Auch bei bestimmten Migräneformen, die im Zusammenhang mit hormonellen Schwankungen vor der Menstruation oder in der Mitte des Zyklus auftreten, hat eine reine Gestageneinnahme Vorteile.

Minipille

So war die Minipille ein großer Fortschritt für die Empfängnisverhütung während der Stillzeit und für Frauen um 40, die aufgrund gesundheitlicher Veränderungen Östrogene nicht mehr vertrugen. Die Fruchtbarkeit nimmt in diesem Alter langsam ab und die Zuverlässigkeit der Minipille zu.

Wichtig zu wissen

Die Minipille muss durchgehend jeden Tag ohne Einnahmepause genommen werden. Das bringt den Nachteil einer schlechten Zykluskontrolle mit sich. Sie verursacht häufig Zwischenblutungen. Wegen der niedrigen Gestagendosis hält die Wirkung einer Tablette nur 24 Stunden an. Daher muss die Einnahme der nächsten Tablette sehr zeitgenau möglichst immer zur selben Stunde erfolgen. Bei Zeitabweichungen von mehr als drei Stunden ist kein Empfängnisschutz mehr gewährleistet.

Ursprünglich glaubte man, dass reine Gestagenpräparate nur auf die Gebärmutterschleimhaut, den Schleim im Gebärmutterhals und auf die Eileiter wirken. Bald stellte sich jedoch heraus, dass auch Follikelreifung und

Eisprung unterdrückt werden. Mit den herkömmlichen Gestagenen wurde das nur etwa bei der Hälfte aller Menstruationszyklen beobachtet. Die Sicherheit des Empfängnisschutzes ist folglich bei der konventionellen Minipille geringer als bei Kombinationspräparaten.

Die neue »östrogenfreie Pille« verhindert den Eisprung voll

Das hat sich geändert, als vor einigen Jahren die erste Gestagen-Pille auf dem Markt eingeführt wurde, die den Eisprung praktisch vollständig unterdrückt. Um sie mit dieser besonderen Wirkung von der herkömmlichen Minipille abzugrenzen, bezeichnet man sie als »östrogenfreie Pille«. Sie verbindet die Sicherheit der traditionellen Antibabypille mit dem Vorteil eines reinen Gestagenpräparats. Ihr besonderes Gestagen heißt Desogestrel. Sie hat sich in kurzer Zeit gegenüber den anderen Minipillen durchgesetzt und ist drauf und dran, diese vollkommen in den Hintergrund zu drängen.

Wichtig zu wissen

Neben der Zuverlässigkeit der Kombinationspräparate bietet die neue »östrogenfreie Pille« dieselbe Flexibilität in der Einnahmezeit. Auch hier beträgt das Zeitfenster zwölf Stunden und nicht drei Stunden wie bei den älteren Minipillen. Das bedeutet, wenn die neue östrogenfreie Pille einmal mit zwölfstündiger Verspätung eingenommen wird, ist noch eine zuverlässige Empfängnisverhütung gewährleistet. Der Pearl-Index wird mit 0,14 angegeben.

Sie wird wie die früheren Gestagenpillen ohne Unterbrechung 28 Tage lang eingenommen. Das wirkt sich natürlich zunächst auf das Blutungsverhalten aus. Anfängliche Zwischenblutungen gehen aber meist nach kurzer Zeit zurück. Bei vielen Frauen werden die Blutungen leichter und kürzer, bei einigen bleiben sie von Anfang an ganz aus. Das ist kein Grund, sich Sorgen zu machen. Man weiß längst, dass weder zur »körperlichen Reinigung« noch zur Erhaltung der Fruchtbarkeit eine regelmäßige monatliche Blutung nötig ist. Nach dem Absetzen der östrogenfreien Pille entsteht sofort wieder ein normaler Zyklus mit Eisprung, und die Empfängnisfähigkeit ist wiederhergestellt.

Sicherer Empfängnisschutz bei Östogenunverträglichkeit

Die »östrogenfreie Pille« ist für einen ähnlichen Kreis von Frauen geeignet wie die Minipille und bietet darüber hinaus einen vollkommen sicheren Empfängnisschutz. Sie kann während der Stillzeit und natürlich auch danach angewendet werden und von allen Frauen, die an östrogenbedingten Nebenwirkungen leiden oder die wegen bestimmter Gesundheitsrisiken Östrogene nicht vertragen:

- Raucherinnen
- Übergewichtige
- Diabetikerinnen
- Frauen mit erhöhter Thromboseneigung.

Untersuchungen haben gezeigt, dass sich innerhalb weniger Monate auch Zyklusbeschwerden wie Unterleibskrämpfe, Brustspannen, Übelkeit oder Kopfschmerzen bessern, die häufig durch Östrogen ausgelöst werden.

Hormonpräparate zur Empfängnisverhütung

In Deutschland leben über 17 Millionen Frauen im Alter zwischen 14 und 44 Jahren. Fast 40 Prozent davon verhüten mit der Pille. Bei den unter 20-Jährigen sind es sogar 55 Prozent.

Am häufigsten werden sogenannte Mikropillen mit Gestagen und geringem Östrogenanteil verwendet. Nur noch sehr wenige Frauen nehmen die älteren Präparate mit höherem Östrogenanteil ein. Neuere Darreichungsformen mit Östrogen und Gestagen sind Hormonpflaster und Hormonring. Bei Östrogenunverträglichkeit kommen Minipillen zum Zug, die ausschließlich Gestagen enthalten, sowie ein Implantat, die Hormonspirale und die Dreimonatsspritze. Hormonpräparate übertreffen bei korrekter Anwendung an Zuverlässigkeit alle anderen Verhütungsmethoden bei weitem.

Kein gesundheitliches Risiko

Da Hormone hochwirksame Arzneistoffe sind und keine Frau durch ihre Einnahme gefährdet werden darf, gibt es die Pille und alle anderen hormonellen Verhütungsmittel nur auf ärztliches Rezept. Vor der ersten Verordnung überprüft der Arzt den allgemeinen Gesundheitszustand, misst den Blutdruck und fragt nach persönlichen und familiären Belastungsfaktoren. Das Untersuchungsergebnis hilft ihm bei der Auswahl des am besten geeigneten Präparats. Es muss allerdings bei jeder Frau in der Anwendung erst ausprobiert werden. Daher wird der Arzt die erste Pille nur für drei bis vier Monate verordnen, damit er kontrollieren kann, ob alles richtig läuft.

Was tun, wenn die Pille vergessen wurde?

Die Hersteller hormoneller Verhütungsmittel geben für ihr Produkt in der Packungsbeilage eine Einnahmevorschrift an. Meistens wird darin auch ein Vorschlag für die Korrektur von Einnahmefehlern gemacht. Wenn Sie mit den Angaben in der Packungsbeilage nicht zurechtkommen, rufen Sie am besten Ihren Arzt an oder fragen in einer Apotheke nach. Hilfe erhalten Sie außerdem im Internet über die Homepage des Herstellers oder über seine Telefon-Hotline.

Allgemeine Einnahmeregeln

Kombinationspräparate Pille, Mikropille
Wirkstoffe Östrogen und Gestagen, gleiche Hormondosis in jeder Tablette

Einnahme:

- 21 Tage lang täglich zur selben Zeit eine hormonhaltige Tablette, sieben Tage Pause mit menstruationsähnlicher Abbruchblutung, Empfängnisschutz durchgehend
- Die Einnahme darf nicht länger als sieben Tage unterbrochen werden.
- ausreichender Empfängnisschutz erst nach siebentägiger Einnahme

Die meisten Frauen entscheiden sich für eine abendliche Einnahme. In diesem Fall sollten Sie sich angewöhnen, morgens beim Aufstehen zu kontrollieren, ob Sie die Einnahme am Abend vorher nicht vergessen haben.

- Wenn seit dem verpassten Einnahmetermin weniger als zwölf Stunden vergangen sind, besteht der Empfängnisschutz weiter. An den folgenden Tagen die Pille wieder zur vorher üblichen Zeit einnehmen.
- Sind mehr als zwölf Stunden seit dem verpassten Einnahmetermin vergangen (mehr als 36 Stunden seit der letzten Einnahme):

Bisherige Regel:
> Zusatzverhütung (Kondom), Pille weiter einnehmen, um den Zyklus stabil zu halten

Neue Regel:
> Vergessen in der ersten Woche: Einnahme nachholen (auch wenn dabei die vergessene und die nächste Tablette gleichzeitig genommen werden müssen). Alle folgenden Pillen zur vorher üblichen Zeit einnehmen. Sieben Tage zusätzlich verhüten (Kondom)! Wenn in der Woche vor dem Vergessen Geschlechtsverkehr stattgefunden hat, besteht das Risiko, schwanger zu werden.

> Vergessen in der zweiten Woche: Einnahme nachholen (siehe oben). Alle weiteren Tabletten zur gewohnten Zeit nehmen. Wenn die Einnahme vorher sieben Tage lang korrekt war, ist kein weiterer Schutz nötig, sonst zusätzlich verhüten (Kondom)!

> Vergessen in der dritten Woche: Wenn die Einnahme vorher sieben Tage korrekt war:
a) Einnahme nachholen (eventuell zwei Tabletten gleichzeitig), alle weiteren Tabletten zur gewohnten Zeit nehmen, nach der letzten Tablette mit einer neuen Packung beginnen.
b) Einnahme abbrechen, siebentägige Pause (erster Tag ist Tag des Vergessens), Restpackung nicht aufbrauchen, neuen Zyklus starten.

Es gibt auch Kombinationspillen, die 28 Tabletten – 21 mit und 7 ohne Hormone – enthalten und die ohne Pause durchgehend eingenommen werden.

Die Pilleneinnahme soll am ersten Zyklustag – also am ersten Tag der Blutung – beginnen, dann ist der Schutz vor einer ungewollten Schwangerschaft von Anfang an gewährleistet. Ein späterer Einnahmebeginn am 5. Zyklustag ist möglich, garantiert aber keinen Empfängnisschutz im ersten Zyklus. Trotzdem kann die Einnahme der Pille sinnvoll sein, besonders wenn sie nicht nur zur Verhütung, sondern auch wegen anderer Wirkungen verordnet wurde – also beispielsweise zur Stabilisierung eines unregelmäßigen Zyklus, gegen Akne oder gegen Schmerzen im Zusammenhang mit der Menstruation. Bei Einnahme der Pille wird die monatliche Blutung regelmäßiger, schwächer und kürzer. Denn es wird weniger Gebärmutterschleimhaut aufgebaut, und folglich muss weniger abgestoßen werden. Unpässlichkeiten vor Beginn der Tage, unter denen manche Frauen sehr leiden, treten kaum oder gar nicht mehr auf. Moderne Mikropillen können langfristig eingenommen werden. Sehr junge Mädchen vertragen sie genauso gut wie Frauen in den Wechseljahren, solange sie gesund sind. Es gibt deswegen normalerweise kein Mindest- und kein Höchstalter für diese Präparate.

Kombinationen mit Depot-Effekt
Pflaster – »Pille zum Kleben«

- Wirkstoffe: Östrogen und Gestagen in hautfarbenem Pflaster
- geringe Hormondosis, einfache Anwendung, zuverlässige Empfängnisverhütung, Wirkung wie Pille, Nebenwirkungen geringer

- verminderte Wirkung bei Körpergewicht über 90 kg
- Anwendung: einmal wöchentlich – erstmals am ersten Tag der Menstruation – auf saubere, trockene, unbehaarte Hautstelle an Außenseite der Oberarme, Bauch, Gesäß oder Oberkörper (nicht Brust) kleben
  › am gleichen Wochentag der zweiten und dritten Woche jeweils neues Pflaster an andere Stelle kleben, dann sieben Tage ohne Pflaster (mit Abbruchblutung)
  › Anwendungsverlängerung bis sechs Wochen möglich, dann eine Woche ohne Pflaster
- grundsätzlich: Pflaster andrücken, keine Kosmetika in der Nähe anwenden, nach Duschen, Baden oder Sport Sitz kontrollieren
- Entsorgung nicht im Hausmüll, sondern in der Apotheke abgeben

Wenn Sie vergessen haben, rechtzeitig ein neues Pflaster aufzukleben:
- Länger als einen Tag nach Pflasterpause: sofort aufkleben; es beginnt ein neuer Zyklus mit neuem Pflasterwechseltag, sieben Tage zusätzlich mit Kondom verhüten!
- Mitten im Zyklus bis zu zwei Tage (48 Stunden) in zweiter und dritter Woche: Pflaster austauschen, Sieben-Tage-Intervall verkürzen, das heißt nächstes Pflaster nach weniger als sieben Tagen am normalen Pflasterwechseltag aufkleben; zusätzliche Verhütung nur, wenn Pflaster vorher nicht richtig gehaftet hat.
- Mitten im Zyklus länger als 48 Stunden in zweiter oder dritter Woche: Pflaster austauschen, es beginnt ein neuer Zyklus mit neuem Pflasterwechseltag; sieben Tage zusätzlich mit Kondom verhüten!

Pflaster hat sich gelöst:
- unter 24 Stunden: neu kleben (nicht mit Heftpflaster fixieren) oder neues Pflaster
- über 24 Stunden: neuen Zyklus beginnen, sieben Tage zusätzlich verhüten

Einnahme von Arzneimitteln mit Wechselwirkung (z.B. Antibiotika):
- Zusatzverhütung (Kondom) bis sieben Tage nach Ende der Arzneimitteleinnahme

Wechsel von Pille zu Pflaster:
- Kombinationspräparat: Pflaster am ersten Tag der Blutung kleben
- Minipille: Übergang jederzeit, eine Woche Zusatzverhütung

Hormonring
- Wirkstoffe Östrogen und Gestagen
- Anwendung: Sie legen den flexiblen Kunststoffring wie einen Tampon in die Scheide ein und entfernen ihn nach 21 Tagen (anschließend sieben Tage Pause mit Abbruchblutung).
- Entsorgung im Beutel: Hausmüll
- Die blutungsfreie Zeit kann verlängert werden (Langzyklus), wenn nach dem Entfernen des Rings sofort der nächste eingelegt wird.
- Ein und derselbe Ring darf zur sicheren Empfängnisverhütung nicht länger als 21 Tage liegen bleiben.
- Wenn der Ring während der drei Wochen herausrutscht oder herausgenommen wird, kann er innerhalb von drei Stunden ohne Sicherheitsverlust wieder eingeführt werden (nur mit Wasser reinigen).

- Tamponbenutzung möglich
- Behandlung mit Antimykotika möglich
- Anwendungsverlängerung möglich, aber nicht empfohlen

Gestagen-Monopräparate
Minipille

- Einnahme täglich ohne Unterbrechung, und zwar möglichst genau immer zur selben Stunde. Die Abweichung darf nicht mehr als drei Stunden betragen, sonst besteht kein Empfängnisschutz mehr.
- Sicherheit relativ gut (Pearl-Index 0,14–3)
- Empfängnisschutz nach 2 bis 14 Tagen
- Vorteil: Anwendung möglich in der Stillzeit und bei Östrogenunverträglichkeit, das heißt bei Thromboserisiko, Herz-Kreislauf-Erkrankungen, Alter über 40
- Nachteil: Blutung häufig unregelmäßig – Ausbleiben, Verspätung, Zwischenblutung – auch noch nach monatelanger Einnahme (wegen Östrogenmangels)
- Nebenwirkungen: sexuelle Unlust, Brustspannen, Kopfschmerzen, Stimmungsschwankungen
- Einnahme vergessen:
  › Minipille weiter einnehmen und einige Tage zusätzlich verhüten (Kondom)
  › Bei Vergessen in der ersten Woche: Schwangerschaft möglich

»Östrogenfreie Pille«

- Neueres Gestagenpräparat mit zuverlässigem Empfängnisschutz, Eisprung wird verhindert.
- Einnahme täglich, verspätete Einnahme bis zu zwölf Stunden verringert die Sicherheit nicht.

- Vorteile: Anwendung in der Stillzeit und bei Östrogenunverträglichkeit, das heißt bei Thromboserisiko, Herz-Kreislauf-Erkrankungen, Alter über 40; keine Östrogenwirkung, geringere Gestagendosis
- Nachteile: In den ersten Monaten können Zwischenblutungen auftreten

Die »Pille danach« – Notfallverhütung

Wenn es zum Geschlechtsverkehr ohne ausreichenden Empfängnisschutz gekommen ist, aber auf keinen Fall eine Schwangerschaft eintreten soll, dann gibt es als Notmaßnahme für eine kurze Zeitspanne die Möglichkeit einer nachträglichen Verhütung. Sie müssen damit so früh wie möglich, aber spätestens 72 Stunden (drei Tage) nach dem ungeschützten Geschlechtsverkehr beginnen. Die Sicherheit der Verhütung einer zu erwartenden Schwangerschaft beträgt bei Hormonanwendung am ersten Tag fast 100 Prozent und sinkt am dritten Tag auf nahezu die Hälfte ab. Für eine spätere Anwendung gibt es keine Richtwerte.

Notfallverhütung ist kein Abbruch, sondern die Verhinderung einer Schwangerschaft. Mit der Spirale

Wie funktioniert die Notfallverhütung?

Zur Notfallverhütung stehen zwei Verfahren zur Verfügung: die Einnahme von Hormonen oder das Einsetzen einer Spirale, der sogenannten Kupferkette. In beiden Fällen brauchen Sie einen Arzt oder eine Ärztin. In Städten können Sie sich an Notfallambulanzen von Kliniken oder Notfallpraxen wenden. Pro Familia hilft auch und hat eine Telefon-Hotline.

kommt man der befruchteten Eizelle gewissermaßen zuvor. Sie wird in die Gebärmutter eingesetzt, ehe das Ei dort ankommt, und verhindert, dass es sich einnisten kann. Sie kann in der Gebärmutter bleiben zur weiteren Verhütung, kann aber auch wieder entfernt werden.

Mit der Einnahme von hochdosiertem Gestagen – es ist zwar dieselbe Substanz wie in vielen Pillen, aber sehr viel höher dosiert – wird wohl vor allem der Eisprung gehemmt oder verzögert. Die Samenzellen sterben ab, ehe sie die Eizelle befruchten können. Die Methode wirkt nicht mehr, wenn das Ei bereits begonnen hat, sich in der Gebärmutter einzunisten.

Früher hat man die hohe Hormondosis auf zwei Einnahmen verteilt. Inzwischen weiß man, dass Wirksamkeit und Verträglichkeit genauso gut sind, wenn die gesamte Dosis auf einmal genommen wird.

Wichtig zu wissen

Die »Pille danach« verträgt sich mit manchen Krankheiten und Arzneimitteln nicht. Sie müssen daher vor der Verordnung mitteilen, ob Sie krank sind bzw. welche Medikamente Sie einnehmen. Auch bei länger anhaltenden Nebenwirkungen müssen Sie einen Arzt aufsuchen. Bei Erbrechen innerhalb von drei Stunden muss die Einnahme sofort wiederholt werden. Die Notfallpille ist ein rückwirkender Schutz für die 72 Stunden vor der Einnahme. In der Zeit danach muss anders verhütet werden. Die Notfallpille ist mit ärztlichem Rezept in Apotheken erhältlich und darf nur im Ausnahmefall eingesetzt werden.

Gibt es gesundheitliche Risiken?

Hormonelle Verhütungsmittel können meistens ohne Bedenken über einen längeren Zeitraum angewendet werden. Bei Kinderwunsch werden sie einfach abgesetzt. Die Fruchtbarkeit stellt sich dann fast immer sofort wieder ein. Eine Ausnahme bildet lediglich die Dreimonatsspritze, mit der Verzögerungen der Empfängnisfähigkeit bis zu einem Jahr aufgetreten sind.

Verhütung und Medikamente

Die gleichzeitige Einnahme anderer Medikamente kann die Verhütungssicherheit herabsetzen. Wenn Sie hormonell verhüten, sollten Sie auf jeden Fall mit Ihrer Ärztin über die Medikamente sprechen, die Sie sonst noch einnehmen.

Nach Absetzen der Mittel wurde weder ein erhöhtes Missbildungsrisiko noch eine höhere Fehlgeburtenrate beobachtet. Auch die früher vermutete größere Zahl an Mehrlingsschwangerschaften hat sich nicht bestätigt. Wenn Zwischenblutungen häufig auftreten oder länger anhalten, sollten Sie mit Ihrer Frauenärztin über eine andere Verhütungsmethode sprechen.

Im Einzelnen betrifft das manche Antibiotika, Mittel gegen Depressionen, einige Wirkstoffe in Schlafmitteln, Medikamente gegen Epilepsie und Tuberkulose. Eine unerwünschte Wirkungseinschränkung kann auch durch einige Mittel der Selbstmedikation, z.B. bestimmte Schmerzmittel oder Johanniskrautpräparate zur Stimmungsaufhellung, auftreten.

Im Mittelpunkt vieler Diskussionen steht immer noch die Frage, ob die Pille das Risiko für Thrombose, Herzinfarkt, Osteoporose und Krebserkrankungen erhöht. Dazu nimmt die Deutsche Gesellschaft für Gynäkologie und Geburtshilfe als maßgebliche Fachgesellschaft Stellung wie im Folgenden ausgeführt.

Thrombose

Unter Thrombose versteht man den Verschluss eines Blutgefäßes durch ein Blutgerinnsel. Östrogene können unter Umständen die Bildung von Gerinnseln fördern. Das Risiko ist aber bei Präparaten mit den heute üblichen niedrigen Östrogendosen sehr gering. Wenn 10 000 junge Frauen ein Jahr lang mit einer Kombinationspille verhüten, sind laut Statistik zwei bis vier Thrombosen zu erwarten, ohne Pille dagegen nur eine. Bei 40- bis 44-Jährigen steigt das Risiko allein wegen des Alters an und ist mit und ohne Pille fast gleich. Bei einer Schwangerschaft dagegen erhöht sich das Risiko auf das Sechsfache und übertrifft damit deutlich das der heute üblichen Kombinationspillen.
Bei erhöhtem Thromboserisiko kann z. B. mit östrogenfreien Präparaten verhütet werden.

Herzinfarkt, Schlaganfall

Die Pille allein erhöht das Risiko für Arteriosklerose, Herzinfarkt und andere koronare Herzerkrankungen nicht. Rauchen allein erhöht das Risiko bei Frauen unter 35 um das Drei- bis Elffache. Wenn eine junge Raucherin die Pille nimmt, erhöht sich das Herzinfarktrisiko um das 20- bis 87-Fache! Rauchen und Pille vertragen sich also überhaupt nicht. Alter über 35 und auch Übergewicht erhöhen das Risiko zusätzlich. Wer mit der Pille gesund verhüten will, muss also auf normales Körpergewicht achten und aufhören zu rauchen. Sonst muss eine andere Verhütungsmethode angewandt werden.

Rauchen, Bluthochdruck, Migräneneigung und Alter über 35 erhöhen auch das Risiko für einen Schlaganfall bei Verhütung mit der Kombinationspille.

Osteoporose

Ein erhöhtes Osteoporoserisiko scheint von hormonellen Verhütungsmitteln nicht auszugehen. Sie haben eher eine Schutzwirkung. Nur die Dreimonatsspritze könnte eventuell die Knochendichte verringern. Aber auch hier sind vor allem Raucherinnen und Frauen über 45 betroffen, außerdem Frauen mit starkem Untergewicht.

Krebserkrankungen

Die frühere Befürchtung, dass bei Anwendung von hormonellen Verhütungsmitteln das Risiko für Krebserkrankungen steige, wurde nicht bestätigt. Eine Expertengruppe namens »Zürcher Gesprächskreis« hat im Frühjahr 2007 erklärt, dass »Ovulationshemmer das Risiko für die Entstehung von Brust-, Eierstock- und Gebärmutterkrebs nicht erhöhen«. Dies wurde im September 2007 in einer sehr umfangreichen englischen Studie bestätigt (Hannaford et al.). Man fand keinen Zusammenhang zwischen der Einnahme von Mitteln zur hormonellen Empfängnisverhütung und einem allgemein erhöhten Krebsrisiko, im Gegenteil, es wurde eher eine Verminderung des Risikos festgestellt: Gebärmutterkrebs, Eierstockkrebs und Darmkrebs treten seltener auf, das Brustkrebsrisiko ist nicht erhöht.

Mythen rund um die Pille

Die modernen Gestagene und die geringere Östrogenmenge der heutigen Hormonpräparate haben ihre Eigenschaften verbessert und sie sehr viel verträglicher gemacht. Trotzdem stehen manche Frauen einer Verwendung nach wie vor skeptisch gegenüber. Doch die meisten überkommenen Vorstellungen sind wissenschaftlich widerlegt und dürfen daher getrost über Bord geworfen werden.

Hormonelle Verhütungsmittel

- stoppen das Wachstum bei jungen Mädchen nicht.
- verursachen normalerweise keine Depressionen. Wird eine bereits vorhandene Depression wieder stärker – was in äußerst seltenen Fällen berichtet wurde –, muss sofort ein Arzt befragt werden.
- können ohne Pause langfristig genommen werden.

Gewichtszunahme – nein!

Die Angst vor einer Gewichtszunahme bei Einnahme der Pille ist vollkommen unbegründet. Eine moderne Pille macht nicht dick! Die hohe Hormonkonzentration der allerersten Verhütungspillen hat den Appetit bei manchen Frauen gesteigert und so zu höherem Körpergewicht geführt. Mit den niedrigeren Hormonkonzentrationen der modernen Pillen hat sich dieses Problem gelöst.

Bei den neueren Pillen kommt es manchmal in den ersten Monaten vorübergehend zu Wassereinlagerungen im Körper, die das Gewicht um ein bis zwei Kilogramm erhöhen. Im Zusammenhang damit können Spannungen in der Brust oder sogar leichte Schmerzen auftreten. Manche Frauen nehmen allerdings mit oder ohne Pille am Ende des Zyklus Wassereinlagerungen wahr.

Verantwortlich dafür ist Östrogen – sei es körpereigenes oder mit der Pille zugeführtes. Das körpereigene Progesteron mit seiner leicht entwässernden Eigenschaft wirkt dem normalerweise entgegen. Doch nicht immer wird genügend Progesteron gebildet. Bei Einnahme der Pille kann die Progesteronproduktion sogar völlig unterdrückt werden. Nicht alle Pillengestagene können hier einen Ausgleich schaffen.

Es gibt aber ein Gestagen, das sich von den bisherigen in seinen Eigenschaften in dieser Hinsicht unterscheidet. Aufgrund eines speziellen Wirkungsmechanismus verhindert es die hormonbedingten Wassereinlagerungen und fördert die Ausscheidung von Wasser, wenn schon zu viel eingelagert worden ist.

Mehr Pickel und Akne – nein!

Früher stand die Pille in dem Ruf, Pickel und unreine Haut zu fördern. Eine moderne Pille jedoch verbessert Haut- und Haarprobleme sogar.

Unreine Haut, Pickel, Akne und stark fettende Haare entstehen durch zu viele männliche Hormone oder eine hohe Empfindlichkeit gegenüber den normalen Mengen männlicher Hormone, die jede Frau in ihrem Körper hat. Unter dem Einfluss dieser Hormone sind die Talgdrüsen überaktiv und produzieren zu viel Talg. Einige Gestagene blockieren die Wirkung der männlichen Hormone. Bei Einnahme einer Verhütungspille mit diesen »hautfreundlichen« Gestagenen bessern sich vorhandene Haut- und Haarprobleme innerhalb weniger Monate, neue treten nicht auf.

Pillenpause – nein!

In den Anfangszeiten der Pille wurde nach einer gewissen Anwendungszeit eine »Pillenpause« empfohlen. Damit sollte überprüft werden, ob die normalen hormonellen Funktionen – insbesondere die Befruchtungsfähigkeit – noch vorhanden sind. Die niedrigeren Östrogendosen und die neueren Gestagene mit Eigenschaften, die dem natürlichen Progesteron immer ähnlicher wurden, haben diese Vorsichtsmaßnahme überflüssig werden lassen. Es wurde mittlerweile eindeutig nachgewiesen, dass die Empfängnisfähigkeit der Frau nach Absetzen der Pille nicht eingeschränkt ist. Heute lehnen Ärzte die Pillenpause ab. Neben ungewollten Schwangerschaften können bei solchen Einnahmeunterbrechungen Menstruationsbeschwerden wieder oder sogar verstärkt auftreten. Demgemäß geht der Trend sogar zur mehrmonatigen Langzeiteinnahme ohne wirkstofffreies Intervall.

Oft verdrängt: sexuell übertragene Krankheiten

Der einzige Schutz vor sexuell übertragbaren Krankheiten sind Kondome. Die Pille schützt davor nicht. Deshalb wird Frauen mit wechselnden und nicht immer genügend gut bekannten Sexpartnern empfohlen, zusätzlich zur Pille auf die Verwendung von Kondomen zu achten.

Den ersten Platz unter 1400 gemeldeten Geschlechtskrankheiten nimmt nach einer Information des Robert-Koch-Instituts (Oktober 2005) bei uns heute die Infektion mit Chlamydien ein. 1,1 Millionen Menschen sind mit Chlamydia trachomatis infiziert – fünf Prozent der Teenager und sogar zehn Prozent der 17-Jährigen. Fast immer sind junge Mädchen und sehr junge Frauen betroffen. Bei Frauen macht sich die Infektion eventuell durch Beschwerden im Unterbauch und gelblich-klebrigen Ausfluss bemerkbar. Männer spüren in der Regel nichts.

Bei drei Vierteln der Betroffenen verursacht die Krankheit jahrelang keine Beschwerden, so dass sie meist gar nicht merken, dass sie die Infektion mit sich herumtragen. Das erfahren sie womöglich erst dann, wenn sie sich ein Kind wünschen, denn: Chlamydia trachomatis gilt als Hauptverursacher infektionsbedingter Sterilität. Die Unfruchtbarkeit von 100 000 Frauen in Deutschland wird auf Chlamydien-Infektionen zurückgeführt.

Da man über Geschlechtskrankheiten selten spricht, kommen in jedem Jahr 300 000 Neuinfektionen hinzu. Das müsste nicht sein, wenn eine Frau bei Verdacht ihre Frauenärztin befragen würde. Die Chlamydien-Infektion ist mit Antibiotika gut behandelbar.

Die früher so gefährlichen Geschlechtskrankheiten Gonorrhoe und Syphilis stehen bei uns heute nicht mehr im Vordergrund, in anderen Ländern ist das anders. Gefährlich und häufig ist aber bei uns die Infektion mit Hepatitis-Viren. Auch Aids breitet sich wieder aus.

Langzyklus und Langzeiteinnahme der Pille

Der Einnahmerhythmus der Pille wurde bei ihrer Einführung dem weiblichen Zyklus angepasst. An die monatliche Blutung war die Frau Mitte des 20. Jahrhunderts gewöhnt. Und wenn mit der Einnahme der Pille derselbe Rhythmus aufrechterhalten wurde, so schien ihr das »natürlich« und war für Pillengegner überzeugend.

Allerdings gibt es keine medizinische und biologische Begründung für einen Vier-Wochen-Zyklus mit der Pille. In dem Jahrhundert vor ihrer Einführung war es alles andere als normal, jeden Monat eine Menstruation zu haben. »Natürlich« war das nur so lange, bis eine Frau zum ersten Mal schwanger wurde. Danach aber trat über lange Phasen von Schwangerschaft und Stillzeit keine Menstruation auf. Insgesamt kam die Frau damals vielleicht auf etwa 140 monatliche Blutungen in ihrem Leben.

Einige tausend Jahre früher gab es praktisch keine Menstruation. Jedenfalls war sie wie bei den heute noch lebenden Naturvölkern nicht die »Regel«, sondern die große Ausnahme. Vielleicht erwacht ein Urinstinkt, wenn Frauen sich heute mehrheitlich ein Leben ohne Blutung wünschen.

Nach einer großen niederländischen Umfrage von 1999 wollen nämlich nur 30 Prozent der Frauen im Alter zwischen 15 und 49 eine regelmäßige monatliche Blutung haben, und ein Viertel würde gern ganz darauf verzichten. In Deutschland können sich sogar 41 Prozent der Frauen vorstellen, ohne Menstruation zu leben.

Das ist möglich, wenn die Pille ohne Einnahmepause über eine längere Zeitspanne als die bisher üblichen 21 Tage eingenommen wird. Diese Anwendung ist in den USA zugelassen, in Deutschland noch nicht. Praktiziert wird sie aber auch bei uns. Erfahrungen gibt es mit einigen neueren Mikropillen, einer Dreistufenpille, dem Vaginalring und dem Pflaster. Man nimmt einfach nach der letzten Pille eines Blisters die erste Pille des nächsten Blisters und macht die 7-tägige Pause erst nach drei oder mehr Monaten. Mit dem Vaginalring und dem Pflaster verfährt man entsprechend.

Ein Leben ohne Blutung?

Theoretisch könnte man die Einnahme der Pille ohne Pause über Jahre als Langzeitanwendung fortführen. Das wird aus medizinischen Gründen beispielsweise bei bestimmten Zyklusstörungen oder Erkrankungen, die sich durch hormonelle Schwankungen verschlechtern, schon länger durchgeführt.

Im »Langzyklus« wird das Hormonpräparat meist über drei bis sechs Monate ohne Pause eingenommen. Je nach Einnahmedauer hat man dann nur noch vier oder weniger Blutungen im Jahr. Es gibt medizinische Gründe, die für diese Einnahmeform sprechen – z. B. starke Beschwerden im Zusammenhang mit den hormonellen Schwankungen bei der monatlichen Blutung. Häufig aber wird sie mit beruflichen Motiven, Urlaub, sportlichen Aktivitäten oder einfach mit höheren Ansprüchen an die Lebensqualität und Bequemlichkeit begründet. Vielreisende Geschäftsfrauen oder Künstlerinnen, Tänzerinnen, Sportlerinnen, die bei Wettkämpfen und Bühnenauftritten körperliche Schwächen nicht brauchen können, regeln auf diese Weise – mit ärztlicher Begleitung – ihre Tage, wie es für sie am günstigsten ist.

Es hat sich gezeigt, dass die längere Einnahme ohne Pause von Frauen aller Altersstufen gut vertragen wird. Anfängliche Zwischenblutungen gehen bald vorüber. Die unerwünschten Nebenwirkungen der Pille werden nicht stärker. Die Sicherheit beim Empfängnisschutz bleibt bestehen. Nach Absetzen stellt sich die Fruchtbarkeit spätestens innerhalb von drei Monaten wieder ein.

DIE LEIDIGEN

Wechsel-
jahre

Start in einen neuen Lebensabschnitt

Wechseljahre gehören zum Leben einer Frau als unvermeidliche Phase einer hormonellen Umstellung, die starke körperliche, seelische und oft auch soziale Veränderungen einleitet. Sie stellen heute nicht mehr unbedingt den Übergang zum Alter dar, sondern sind der Beginn eines dritten Lebensabschnitts nach Kindheit und fortpflanzungsfähiger Zeit, der im Durchschnitt noch mindestens 30 Jahre dauert. Für viele Frauen ist der Übergang mit mehr oder weniger starken Beschwerden verbunden. Glücklicherweise aber sind die Zeiten vorbei, in denen das zwangsläufig auch dauerhaftes Leiden bedeutete.

Vorteile der Hormonbehandlung

Die akuten gesundheitlichen Störungen der Hormonmangelsituation sind in den meisten Fällen mit ärztlicher Hilfe leicht und risikolos zu lindern. Am besten eignen sich dazu hormonhaltige Arzneimittel. Wird eine Hormonbehandlung vorsichtig und gezielt unter Abwägen von Risiken und Nutzen individuell an die Bedürfnisse der Frau angepasst, steigert sie ihre Lebensqualität und Leistungsfähigkeit während der Wechseljahre und nach der Menopause. Anders als die Medien unter Missachtung der Datenlage immer wieder suggerieren, verursacht sie bei richtiger Anwendung keine gesundheitlichen Schäden und bietet – gewissermaßen als Nebeneffekt – auch langfristig Schutz vor durch Hormonmangel bedingten Krankheiten.

Checkliste – Bin ich in den Wechseljahren?

	Ja	Nein
Ich bin öfter nervös als früher	☐	☐
Ich habe oft grundlos schlechte Laune	☐	☐
Ich spüre öfter Herzklopfen, -rasen, -stolpern	☐	☐
Ich habe Schweißausbrüche oder Hitzewallungen	☐	☐
Ich fühle mich depressiv und wenig psychisch belastbar	☐	☐
Ich habe öfter Muskel-, Knochen-, Gelenkschmerzen	☐	☐
Ich spüre ab und zu Kribbeln in Armen und Beinen	☐	☐
Mir ist manchmal schwindlig	☐	☐
Ich leide unter Schlafstörungen	☐	☐
Ich fühle mich müde	☐	☐
Ich habe öfter Kopfschmerzen	☐	☐
Ich bin körperlich nicht mehr so fit wie früher	☐	☐
Ich habe häufig geschwollene Beine, Hände, Finger	☐	☐
Ich fühle ein Spannen in der Brust	☐	☐
Ich habe vermehrt Haarausfall	☐	☐
Ich habe trockene Haut	☐	☐
Ich habe trockene Augen	☐	☐
Ich habe Probleme mit einer trockenen Scheide	☐	☐
Geschlechtsverkehr ist mir körperlich unangenehm	☐	☐
Mir ist oft gar nicht mehr nach Sex zumute	☐	☐
Ich muss häufiger Wasser lassen als früher	☐	☐
Meine Menstruation ist stärker und länger als früher	☐	☐
Die Monatsblutungen sind unregelmäßig	☐	☐
Die Blutungen haben ganz aufgehört	☐	☐

Das sagen Ihre Testergebnisse:

über 10 x »Ja«   schwere Wechseljahresbeschwerden
5 bis 10 x »Ja«   mittlere Wechseljahresbeschwerden
unter 5 x »Ja«   erste Anzeichen für Wechseljahresbeschwerden

Hormonsubstitutionen werden seit etwa 100 Jahren durchgeführt. Anfänglich verwendete man dazu Extrakte aus den Eierstöcken von Rindern. Später gewann man Östrogene aus Follikelflüssigkeit von Rindern und Pferden. Um 1930 gelang in Deutschland die chemische Herstellung von reinen Östrogenen. Damit war der Weg frei für die Herstellung von Hormonpräparaten in größerem Stil. Das erste östrogenhaltige Arzneimittel zur Behandlung von Hitzewallungen, Schweißausbrüchen und Nervosität kam 1933 auf den Markt. Auch damals schon wurden Östrogene durch Gestagenzusatz ergänzt. 1938 wurde erstmals die sequenzielle Kombination beider Hormone als die »effektivste Maßnahme zur Beseitigung der Ausfallserscheinungen bei fehlender Eierstockfunktion« wissenschaftlich beschrieben. Die breite Anwendung begann in den 1960er Jahren mit Verordnungen gegen Wechseljahresbeschwerden sowie zur vorbeugenden Behandlung von Osteoporose.

In den USA setzte man keine reinen Östrogene ein, sondern hoch wirksame Gemische aus dem Harn schwangerer Stuten, sogenannte konjugierte Östrogene, die in den 1960er Jahren als »Mittel für ewige Jugend« galten.

Hormonbehandlung heute

Bei uns wird heute zur Hormonbehandlung am häufigsten das Östrogen Östradiol in der chemischen Form des Esters Östradiolvalerat verwendet. Es wirkt im Körper wie das natürliche Hormon 17-β-Östradiol. Für die örtliche Anwendung direkt in der Scheide wird meist Östriol eingesetzt, ebenfalls eine natürliche Substanz, die der Körper auch selbst bildet. Es gelangt aus der Scheide nicht in andere Gewebe des Körpers, schützt aber nicht vor Osteoporose.

Östrogene werden mit unterschiedlichen Gestagenen kombiniert, die im Körper als ihre Gegenspieler auftreten. Sie sind zum Schutz der Gebärmutterschleimhaut nötig. Anstelle des natürlichen Progesterons werden fast immer chemisch hergestellte Abwandlungen verwendet. Ihre speziellen Eigenschaften lassen sich bei der Hormontherapie oft zusätzlich nutzen.

Moderne synthetische Substanzen wie die sogenannten SERMs verhalten sich nur teilweise wie natürliche Hormone. Das »Designer-Östrogen« Tibolon wirkt im Körper wie ein Östrogen oder Gestagen und hat auch Eigenschaften eines männlichen Hormons. Neuerdings machen Pflanzen als »sanfter Hormonersatz« von sich reden. Es gibt sie als Arzneimittel, Nahrungsmittel und Nahrungsergänzungsmittel (siehe Seite 88 f.).

Jede Frau leidet anders

Jede Frau verarbeitet den hormonellen Umbruch im Klimakterium anders: Etwa ein Drittel der westeuropäischen Frauen merkt kaum etwas davon, ein Drittel klagt

Alter (Jahre)	46	50	54	58	62	Gesamt
Hitzewallungen	40 %	51 %	69 %	61 %	49 %	53 %
Depression/ Reizbarkeit	59 %	59 %	60 %	54 %	45 %	57 %
Schlafstörungen	42 %	43 %	61 %	64 %	60 %	52 %
Muskel-/Gelenk- schmerzen	48 %	54 %	61 %	64 %	62 %	57 %
Libidoverlust	29 %	32 %	46 %	48 %	41 %	37 %

Häufigkeit von Wechseljahresbeschwerden in verschiedenen Altersstufen (nach Kuhl)

über leichtere Unpässlichkeiten und ein Drittel leidet so stark, dass der normale Lebensalltag nicht bewältigt werden kann. Einige der Beschwerden sind in der Zeit der Wechseljahre sehr störend, lassen dann aber nach. Andere sind eine Folge körperlicher Veränderungen und können auch später noch über Jahre stärker werden.

Das hormonelle Auf und Ab

In den Wechseljahren wird nicht mehr regelmäßig jeden Monat eine reife Eizelle gebildet. Um dem sich anbahnenden hormonellen Ungleichgewicht entgegenzusteuern, schüttet das Gehirn zunächst vermehrt das follikelstimulierende Hormon (FSH) und auch das den Eisprung fördernde luteinisierende Hormon (LH) aus. Dadurch werden die Follikelreifung und auch die Östrogenbildung in den Eierstöcken vorübergehend noch einmal stark angeregt. Irgendwann aber ist der Follikelvorrat erschöpft und keine Eizellentwicklung mehr möglich. Dann stellen die Eierstöcke die Hormonproduktion nach und nach ein.

Die ersten Beschwerden zu Beginn der Wechseljahre ähneln denen, die viele Frauen schon von den Tagen vor Beginn der monatlichen Blutung als prämenstruelles Syndrom kennen. Sie haben auch eine ähnliche Ursache, nämlich einen Mangel an Progesteron. Dahinter stehen in dieser Situation aber beginnende Unregelmäßigkeiten der Follikelentwicklung und der Eireifung und nicht mehr der natürliche, zyklusbedingte Progesteronabfall.

Der Eisprung bleibt aus

Eine Ursache für Progesteronmangel kann ein fehlender Eisprung sein – etwa weil in einem Zyklus alle Follikel vor der Ausreifung zugrunde gegangen sind. Ohne Eisprung steht kein leerer Follikel zur Verfügung, der sich zu einem Progesteron erzeugenden Gelbkörper umbilden kann. In der Folge fällt der Östrogenanstieg am Anfang des nächsten Zyklus geringer aus. Dadurch entsteht ein Östrogenmangel, der Kopfschmerzen, Abgeschlagenheit, Schlafstörungen und manchmal auch bereits Hitzewallungen verursacht. Die Blutungszeit kann sich durch Schmierblutungen verlängern.

Relativer Östrogenüberschuss in der zweiten Zyklushälfte

Eine geringere Progesteronbildung im zweiten Abschnitt des Zyklus empfindet der Körper wie einen relativen Östrogenüberschuss. Die in dieser Phase weniger erwünschten Östrogeneigenschaften rücken dann plötzlich in den Vordergrund. Es kommt zu Wassereinlagerungen im Gewebe, die sich eben nicht nur in glatter Haut und einem etwas volleren Busen zeigen, sondern die das Gewicht erhöhen und Brustspannen verursachen.

Absolut erhöhte Östrogenspiegel

Möglich ist auch eine zunächst normal erscheinende Follikelentwicklung, die aber nicht mit einem Eisprung endet. Stattdessen wächst der Follikel weiter und bildet ständig weiter Östrogen. Es kommt dabei zu so hohen Östrogenspiegeln, wie sie in natürlichen Zyklen nie erreicht werden. Progesteron steht jedoch in der Gebärmutter nicht in entsprechender Menge zur Kompensation zur Verfügung. So wird der Aufbau der Gebärmutterschleimhaut nicht gebremst. Sie wächst stärker und bildet viel mehr Zellschichten als unter normalen Bedingungen. Wassereinlagerungen im Gewebe führen zu heftigen Spannungen in der Brust, die tagsüber und nachts Unannehmlichkeiten bereiten.

Leichte Blutungen können zur erwarteten Zeit auftreten. Wenn aber die Östrogenproduktion im Follikel aufhört – vielleicht erst nach Wochen –, dann müssen große Schleimhautmengen abgebaut werden. Daher kommt es nach solchen Phasen mit erhöhten Östrogenspiegeln zu sehr langen und sehr starken Abbruchblutungen.

Wichtig zu wissen

Die ungewohnten und heftigen hormonellen Schwankungen in der ersten Phase der Wechseljahre schlagen auf die Stimmung durch. Gereiztheit, Unausgeglichenheit, Ängstlichkeit, depressive Stimmungslagen und mangelnde Belastbarkeit prägen oft den Alltag in diesen Jahren. Dazu kommen Vergesslichkeit und Konzentrationsschwäche.

Keiner kann voraussagen, wie lange die Probleme anhalten werden. Offensichtlich finden sie ihren Höhepunkt vor dem endgültigen Erlöschen der Eierstockfunktion, also vor der Menopause. Treten mit der Zeit seltener Blutungen auf, baut sich auch die psychische Angespanntheit wieder ab, und die Stimmung wird ausgeglichener. Für viele Frauen fangen dann aber die echten Beschwerden mit den gefürchteten Schwitzattacken erst an.

Besonders lästig: Hitzewallungen

Hitzewallungen und plötzliche Schweißausbrüche gehören für viele zu den unangenehmsten und am meisten belastenden Begleiterscheinungen der Wechseljahre.

Kaum eine Frau kommt daran vorbei. Typischerweise treten sie nicht am Anfang auf, sondern werden am häufigsten und intensivsten rund um die Menopause wahrgenommen – also kurz vor bis wenige Jahre nach dem endgültigen Ausbleiben der Regel. Ursache sind starke Schwankungen des Östrogens, vor allem plötzliche Konzentrationseinbrüche bei an sich hohen Blutspiegeln.

Die abnehmende Östrogenproduktion beeinflusst nicht nur die Freisetzung der Sexualhormone im Gehirn und stört die gesamte hormonelle Regelung, sondern sie wirkt sich auch im Kontrollzentrum für die Körpertemperatur aus. Dieses liegt ebenfalls im Hypothalamus, und an seiner Regulierung ist Östrogen beteiligt. Zu niedrige Östrogenspiegel lösen dort dieselben Signale aus wie eine Überhitzung. Als Gegenmaßnahme setzt der Körper Mechanismen zur Senkung der Körpertemperatur in Gang. Er reagiert mit Hitzewallungen und mit Schweißausbrüchen, die Abkühlung bringen sollen.

Wie äußern sich Hitzewallungen?

Ein Anfall von »fliegender Hitze« dauert von wenigen Sekunden bis zu einer Stunde. Meist ist er nach wenigen Minuten beendet und kann von einem Kältegefühl abgelöst werden. Im Extremfall können bis zu 20 solcher Attacken täglich auftreten – bei manchen Frauen mehrere Jahre lang, bei anderen ist alles innerhalb von ein paar Wochen vorbei.

Mit zunehmendem Alter nehmen Hitzewallungen und Schweißausbrüche zwar ab, aber selbst unter 67-jährigen Frauen klagt noch jede sechste darüber. Die unkontrollierbaren körperlichen Vorgänge führen oft zu Ängsten und Verunsicherung. Starke und häufige Schweißausbrüche während der Nacht stören den Schlaf und beeinträchtigen das Allgemeinbefinden bei Tag.

Östrogenmangel betrifft den ganzen Körper

In erster Linie dienen Östrogene der Fortpflanzung, doch sind sie auch an vielen anderen Funktionen im Körper beteiligt. Daher ist es nicht verwunderlich, wenn sich eine nachlassende Hormonproduktion mit der Zeit an vielen Organen bemerkbar macht. Haut, Schleimhäute, Haare, Nägel, Gelenke, Muskeln, Harnwege, Knochen, die inneren und äußeren Geschlechtsorgane und auch die normale Tätigkeit von Herz, Kreislauf und Gehirn verändern sich unter den absinkenden Östrogenspiegeln. Haut und Schleimhäute werden trockener und dünner, die Durchblutung wird schlechter. Es wird weniger an stützendem und Feuchtigkeit speicherndem Kollagen gebildet. Die Produktion der Talgdrüsen lässt nach. Die Haare verlieren an Elastizität und werden spröder. Die Fingernägel wachsen langsamer.

Als typische Begleiterscheinungen der Wechseljahre treten daher trockene, juckende Haut, Falten und Runzeln, Mundtrockenheit oder ein »trockenes« Auge auf. Es kommt zu Schmerzen beim Geschlechtsverkehr und zu erhöhter Anfälligkeit der Scheide für Infektionen – wegen der Veränderungen im Scheidenmilieu vor allem auch für Pilzerkrankungen. Schwächer werdende Muskeln, ein erschlaffendes Bindegewebe und dünnere Haut an Harnröhre und Blase verursachen Beschwerden beim Wasserlassen, plötzlichen Harndrang, unwillkürlichen Harnabgang beim Husten. Die sich verschlechternde Knorpelqualität führt zu schmerzenden Gelenken.

IOF Osteoporose-Risikotest

Familiengeschichte

1. Wurde bei Ihrem Vater oder Ihrer Mutter Osteoporose diagnostiziert und/oder hatte eine/r von beiden einen Knochenbruch nach einem leichten Sturz (aus Körperhöhe oder niedriger)? ☐ ja ☐ nein

2. Hat bzw. hatte Ihr Vater oder Ihre Mutter einen »Witwenbuckel«? ☐ ja ☐ nein

Persönliche klinische Faktoren

Hierbei handelt es sich um unveränderliche Risikofaktoren, die angeboren oder nicht zu beeinflussen sind. Trotzdem sollten Sie sie nicht ignorieren, sondern Maßnahmen ergreifen, die einem weiteren Verlust von Knochengewebe entgegenwirken.

3. Sind Sie 40 Jahre oder älter? ☐ ja ☐ nein

4. Haben Sie jemals während Ihres Erwachsenenlebens nach einem leichten Sturz einen Knochenbruch erlitten? ☐ ja ☐ nein

5. Stürzen Sie häufig (mehr als einmal im letzten Jahr) oder haben Sie Angst zu stürzen, weil Sie einen Knochenbruch befürchten? ☐ ja ☐ nein

6. Hat Ihre Körpergröße um mehr als 3 cm abgenommen? ☐ ja ☐ nein

7. Haben Sie Untergewicht (Body-Mass-Index < 19)? ☐ ja ☐ nein

8. Wurden Sie länger als drei Monate mit Kortikosteroiden (Kortison, Prednison etc.) behandelt (Kortikosteroide werden häufig bei Asthma, chronischer Polyarthritis und einigen entzündlichen Erkrankungen verordnet)? ☐ ja ☐ nein

9. Wurde bei Ihnen eine chronische Polyarthritis diagnostiziert? ☐ ja ☐ nein

10. Wurde bei Ihnen eine Überfunktion der Schilddrüse oder der Nebenschilddrüse diagnostiziert? ☐ ja ☐ nein

11. Das weibliche Hormon Östrogen beeinflusst den Knochenstoffwechsel. Mit Einsetzen der Menopause beginnt Ihr Körper weniger Östrogen zu produzieren, was zu einem erheblichen Knochengewebsverlust führt. Frauen, bei denen die Menopause sehr früh eintritt, sind demnach noch mehr gefährdet, eine Osteoporose zu entwickeln und damit verbundene Knochenbrüche zu erleiden.

☐ zutreffend
☐ nicht zutreffend

12. Hat Ihre Menstruation jemals länger als 12 Monate ausgesetzt (außer infolge einer Schwangerschaft oder einer operativen Entfernung der Gebärmutter)?

☐ ja ☐ nein

13. Wurden Ihre Eierstöcke vor dem Alter von 50 Jahren entfernt, und haben Sie gleichzeitig keine Hormonersatztherapie erhalten?

☐ ja ☐ nein

Lebensstil

Hier sind veränderbare Risikofaktoren aufgeführt, die hauptsächlich aufgrund von Ernährungs- und Lebensstilgewohnheiten entstehen.

14. Trinken Sie regelmäßig größere Mengen Alkohol über das unbedenkliche Maß hinaus?

☐ ja ☐ nein

15. Rauchen Sie zurzeit oder haben Sie jemals Zigaretten geraucht?

☐ ja ☐ nein

16. Beträgt Ihr tägliches Maß an körperlicher Bewegung weniger als 30 Minuten (Hausarbeit, Gartenarbeit, Spazieren, Joggen etc.)?

☐ ja ☐ nein

17. Meiden Sie Milch oder Milchprodukte oder sind Sie allergisch dagegen, und nehmen Sie gleichzeitig kein Kalzium-Ergänzungspräparat?

☐ ja ☐ nein

18. Verbringen Sie täglich weniger als 10 Minuten im Freien (wobei Teile Ihres Körpers dem Sonnenlicht ausgesetzt sind) und nehmen Sie gleichzeitig kein Vitamin-D-Ergänzungspräparat?

☐ ja ☐ nein

Die Knochen werden brüchig

Weit unterschätzt wird vielfach noch die Gefahr für die Knochen. Die Erhaltung einer guten Knochenqualität ist eine Lebensaufgabe. Regelmäßige Bewegung an frischer Luft und eine »knochengesunde« Ernährung von Kindheit an liefern Kalzium und Vitamin D, damit sich in der Jugend stabile Knochen entwickeln können.

Aber Knochen sind keine dauerhaften Gebilde. Sie werden lebenslang ständig auf- und abgebaut. Unter der nachlassenden Östrogenkonzentration überwiegt der Abbau, und daher nimmt die Knochendichte in den ersten Jahren nach der letzten Regelblutung jährlich um drei bis fünf Prozent, später noch um ein bis zwei Prozent ab. Bei entsprechender Veranlagung kann es zum krankhaften Knochenschwund kommen – zur Osteoporose. Die daher rührenden Brüche im Alter, die bevorzugt an den Rückenwirbeln, am Oberschenkelhals und am Unterarm auftreten, haben häufig fatale Folgen. Ein Drittel der Betroffenen bleibt pflegebedürftig. Ein Oberschenkelhalsbruch kann tödlich enden.

Bei familiärer Veranlagung ist das Risiko für den Knochenschwund besonders hoch. Viele Frauen denken aber nicht daran, dass es sie treffen könnte, auch wenn sie sich an Großmutters »Witwenbuckel« genau erinnern. Der Risikotest auf Seite 68 f. zeigt Ihnen sehr schnell, ob Sie zu den Risikopersonen gehören.

Weitgehend unbekannt – der »Eva-Infarkt«

Herzinfarkte und andere Erkrankungen der Herzkranzgefäße nehmen bei Frauen nach der Menopause stark zu. Sie führen wesentlich häufiger zum Tod als Brustkrebs. Jede zehnte Frau stirbt an Brustkrebs, aber

- Stimmungsschwankungen und andere psychische Symptome (Aggressivität, Nervosität, Gereiztheit, Müdigkeit, Antriebslosigkeit, auch Angst)
- Minderung des sexuellen Verlangens

Behandlung:
- Östrogenersatz in möglichst niedriger Dosierung
- wenn Gebärmutter vorhanden: zusätzlich Gestagen, weil bei alleiniger Östrogengabe Risiko für Gebärmutterkrebs sieben- bis achtfach erhöht ist
- wenn Gebärmutter nicht mehr vorhanden (20 bis 25 % der Frauen): nur Östrogen; Gestagen nur in Ausnahmefällen

PHASE III

Postmenopause (Dauer bis zu 15 Jahre)
- Ende der hormonellen Schwankungen; Körper muss sich auf ein »Leben ohne Östrogen« einstellen

Beschwerden:
- frühe Postmenopause: Scheidentrockenheit, Schmerzen beim Geschlechtsverkehr, Harninkontinenz, Hauttrockenheit
- späte Postmenopause: Osteoporose, Arterienverkalkung, Herzinfarkt und andere Erkrankungen der Herzkranzgefäße

Behandlung:
- Östrogenersatz (wie Perimenopause)

Hormone – die wirksamste Hilfe bei Wechseljahresbeschwerden

Zur Linderung von Wechseljahresbeschwerden gibt es nichts Wirksameres als Hormone. Gemeint sind Östrogene, deren Fehlen zu den Beschwerden führt und die zum Schutz der Gebärmutterschleimhaut – ähnlich wie das von Natur aus im monatlichen Zyklus geschieht – mit Gestagenen kombiniert werden müssen.

Unter Fachleuten ist man sich über den hohen Wert einer modernen, kunstgerecht durchgeführten Hormonbehandlung weitgehend einig. Neue Forschungsergebnisse und genauere Auswertungen älterer Untersuchungen sowie umfangreiche praktische Erfahrungen bestätigen das. Die Internationale Menopausegesellschaft hat zum letzten Weltmenopausetag im Oktober 2007 ihre »Empfehlungen für die Hormonbehandlung von Frauen in den Wechseljahren« den aktuellen wissenschaftlichen Erkenntnissen noch einmal angepasst und darin betont, dass sie »für sonst gesunde Frauen um die Menopause absolut sicher und von großem Nutzen« sei.

Dabei wird heute ein Behandlungszeitraum von etwa fünf Jahren zugrunde gelegt. Es ist nicht das Ziel einer Behandlung, den Hormonstatus der fruchtbaren Jahre wiederherzustellen. Doch sie soll und kann die gesunde Lebensphase einer Frau in den Wechseljahren verlängern, die Lebensqualität verbessern und in einem gewissen Maß Krankheiten vorbeugen, die sich bei Östrogenmangel entwickeln. Um das auch deutlich zu machen, sollte man besser von «Hormonbehandlung« oder »Hormontherapie« (HT) sprechen und den früheren, etwas irreführenden Begriff der »Hormonersatztherapie« vermeiden.

Wichtig zu wissen

Man verwendet zur Behandlung von Wechseljahres-beschwerden chemisch hergestellte Arzneisubstanzen, die in ihren biologischen Eigenschaften ziemlich genau den natürlichen Hormonen entsprechen. In der Natur wirken sie in winzigen Mengen. Auch die in Form von Arzneimitteln von außen zugeführten Hormone sind hochwirksam. Sie können – wie alle Medikamente – Risiken und Nebenwirkungen mit sich bringen. Daher müssen die Anwendungsregeln beachtet werden. Hormone sind bei weitem kein »Jungbrunnen«, der die Zeit zurückdreht und Jahre des Lebens auslöscht, in denen man es nicht für nötig gehalten hat, auf Gesundheit und Warnsignale des Körpers zu achten. Sie sind allerdings auch keine »Krankmacher« oder »tödlichen Therapien«.

Anwendung: »bei Beschwerden, möglichst kurz, nur gering dosiert«

Die Entscheidung für oder gegen eine Hormonbehandlung muss letztendlich jede Frau zusammen mit Ihrem Arzt für sich selbst treffen. Dazu werden zunächst die gesundheitlichen Beschwerden aufgenommen und gegen die persönlichen Risiken abgewogen. Wichtig sind dabei Ihr Alter, der zeitliche Abstand zur letzten Regelblutung, Ihr Gesundheitszustand und eventuelle erbliche Belastungsfaktoren. Es ist die Kunst des Hausarztes oder Gynäkologen, einen maßgeschneiderten Therapieplan vorzuschlagen, der sich möglichst genau Ihren individuellen Bedürfnissen anpasst.

Nur bei Beschwerden:

Wechseljahresbeschwerden wie Hitzewallungen, Schweißausbrüche, Schlafstörungen, Stimmungsschwankungen, Scheidentrockenheit und Blasenstörungen – das heißt unwillkürlicher Harnverlust oder Brennen und Schmerzen beim Wasserlassen – bessern sich nachweislich unter einer Hormonbehandlung, und das bedeutet in jedem Fall einen Zugewinn an Lebensqualität.

Wenn in der Familie Osteoporose, Knochenschwund, Rundrücken oder eine Neigung zu Knochenbrüchen im Alter bekannt sind, dann sollte frühzeitig die Knochendichte mittels Röntgenabsorptionsmessung beim Facharzt bestimmt werden, die Aufschluss über den eigenen Knochenzustand gibt. Nimmt die Knochendichte während der Wechseljahre übermäßig stark ab, kann der Arzt zur Vorbeugung einer Osteoporose Hormone verordnen. Die Krankenkassen bezahlen Behandlungen nur mit Präparaten, die eine Zulassung als Osteoporoseprophylaxe haben.

So niedrig dosiert wie möglich:

Die Dosis, mit der die gewünschte Wirkung erreicht wird, lässt sich nicht durch eine Hormonbestimmung im Blut, sondern nur durch Ausprobieren ermitteln. Es gibt keinen optimalen Östradiolspiegel, weil jede Frau anders reagiert. Wie stark eine bestimmte Hormonmenge wirkt, ist abhängig von der Menge der Hormonrezeptoren in der Zelle – und die lässt sich nicht messen.

Im praktischen Alltag wird der Arzt folgendermaßen verfahren: Er beginnt die Behandlung mit einer niedrigen Anfangsdosis, mit der er bereits gute Erfahrungen gemacht hat, und steigert sie, wenn notwendig, langsam so weit, bis die Beschwerden abklingen.

So kurz wie möglich – höchstens fünf Jahre?

Die Dauer der Behandlung orientiert sich an der Lebensqualität. Nach einer gewissen Zeit wird Ihre Ärztin überprüfen, ob – je nach Ihrem Wohlbefinden – die Behandlung überhaupt noch nötig ist bzw. ob sie mit einer niedrigeren Hormondosis weitergeführt werden kann. Wenn Sie beide einvernehmlich meinen, dass eine geringere Hormondosis genügen könnte, können Sie für einen Monat ein niedriger dosiertes Präparat ausprobieren und dann über das weitere Vorgehen entscheiden. Die Dauer von fünf Jahren ist aufgrund neuer Daten nicht absolut zu sehen. Wenn die Beschwerden nicht aufgehört haben, können Hormone ohne Schaden auch länger eingenommen werden. Gesundheitliche Risikofaktoren (Herz, Gefäße, Brust betreffend) müssen in solchen Fällen regelmäßig überprüft werden.

Eine Hormonbehandlung darf nicht abrupt beendet werden. Am besten ist es, innerhalb von einigen Wochen stufenweise die Hormondosis zu verringern, wenn kein Bedarf an einer weiteren Einnahme mehr besteht.

Östrogene

- schaffen Erleichterung bei typischen Wechseljahresbeschwerden (Hitzewallungen, Schweißausbrüche, Schlafstörungen, Stimmungsschwankungen).
- schützen vor Knochenschwund und beugen langfristig einem erhöhten Risiko für Knochenbrüche vor (wenn andere Osteoporosemedikamente nicht angewendet wurden oder nicht angewendet werden dürfen).
- bessern Rückbildungserscheinungen und funktionelle Störungen an Scheide und Blase.

Frauen, bei denen beide Eierstöcke entfernt wurden, oder deren Eierstockfunktion aufgrund einer Krankheit vor dem 45. Lebensjahr erloschen ist, brauchen unbedingt eine Behandlung mit Östrogenen, um die Folgen des vorzeitigen Mangels zu vermeiden. Sie haben ein höheres Risiko für Herz-Kreislauf-Erkrankungen und für Osteoporose.

Die Arzneiform – Pille, Pflaster

Die Östrogene und Gestagene, die zur Hormonbehandlung nötig sind, können in einem einzigen Präparat oder zur besseren individuellen Dosierung auch in getrennten Präparaten zugeführt werden. Es gibt Tabletten zum Einnehmen oder Pflaster und Gele, aus denen die Wirkstoffe über die Haut aufgenommen werden. Für die lokale Behandlung in der Scheide stehen Vaginaltabletten, -zäpfchen, -cremes zur Verfügung.

Wichtig zu wissen

Östrogene werden in allen arzneilichen Darreichungsformen angeboten, Gestagene werden am besten in Tablettenform geschluckt oder lokal in der Scheide angewendet. Manche Ärzte verordnen Einzelanfertigungen von Arzneimitteln, mit denen sie das Hormonprogramm in der Dosierung noch genauer an die individuellen Bedürfnisse anpassen, als es mit industriellen Fertigarzneimitteln möglich ist.

Bei Blutungs- und Zyklusunregelmäßigkeiten zu Beginn der Wechseljahre empfiehlt sich ein reines Gestagenpräparat. Bei den später auftretenden Hitzewallungen, Schweißausbrüchen, depressiven Verstimmungen und Schlafstörungen steht die Gabe von Östrogenen im Vordergrund, weil sie von starken Schwankungen im Östrogenspiegel und dem darauf folgenden zunehmenden Östrogenmangel verursacht werden. Reines Östrogen ist nur für Frauen geeignet, deren Gebärmutter entfernt wurde. Alle anderen brauchen eine Östrogen-Gestagen-Kombination zum Schutz der Gebärmutterschleimhaut.

Darreichungsform Tablette

Vorteile der Tabletten sind ihre unauffällige Anwendung, einfache Handhabung und die Möglichkeit einer schnellen Dosisänderung bei Bedarf. Nachteilig ist neben der täglichen Einnahmepflicht, dass die Wirkstoffe über den Magen aufgenommen werden und erst die Leber passieren müssen, ehe sie in den Blutkreislauf gelangen. Das stellt eine Belastung für die Leber dar und ist mit einer Erhöhung des Thromboserisikos verbunden.

Bei Behandlung mit Tabletten gibt es drei Möglichkeiten, wie Östrogene und Gestagene miteinander kombiniert werden können: Bei den »sequenziellen« Kombinationen wird das Muster des normalen Monatszyklus nachgeahmt. Begonnen wird mit reinem Östrogen und in der zweiten Phase kommt Gestagen dazu.

- Im einen Fall wird die Hormoneinnahme – ähnlich wie das von der Verhütungspille schon bekannt ist – nach drei Wochen für sieben Tage unterbrochen, in denen eine Blutung eintritt.
- Bei der anderen Variante wird durchgehend und kontinuierlich Östrogen genommen und Gestagen für jeweils 10 bis 14 Tage im Monat ergänzt. Dabei kommt es nach der Gestagenphase zur Blutung.

- Die dritte Form ist die »kontinuierliche« Kombination, bei der Östrogen und Gestagen ohne Pause immer zusammen eingenommen werden. Dabei fallen die Blutungen (meistens) ganz weg. Dieses Einnahmeschema ist für Frauen günstig, die noch einen Empfängnisschutz brauchen oder keine Monatsblutung mehr haben wollen.

Der **hormonhaltige Vaginalring** wird in die Scheide eingeführt und gibt dort langsam und gleichmäßig Östrogen und Gestagen ab. Er bleibt drei Wochen in der Scheide liegen, dann wird nach einer Woche ohne Ring ein neuer eingesetzt. Der Hormonring ist ebenfalls nicht für Frauen mit Thromboserisiko geeignet. Seine Anwendung wird aber gegenüber der Tabletteneinnahme manchmal als komfortabler empfunden.

Darreichungsform Pflaster oder Gel

Für Frauen mit erhöhtem Thromboserisiko, das heißt bei Übergewicht oder einer Neigung zu entzündlichen Krampfadern, ist die Hormongabe über die Haut (»transdermal«) in Form von Pflastern oder eines Gels wesentlich bekömmlicher. Auch bei Lebererkrankungen, bei empfindlichem Magen, bei Blutdruckanstieg unter Tabletteneinnahme, bei einer hormonabhängigen Migräne und wenn eine regelmäßige Tabletteneinnahme aus irgendwelchen Gründen nicht durchgeführt werden kann, haben diese Darreichungsformen Vorteile.

Die Pflaster werden auf eine (jedes Mal andere) trockene, saubere, unbehaarte Hautstelle geklebt, die sich bei Bewegungen möglichst wenig faltet. Meist sind Rücken und Hüfte geeigneter als der Bauch. Pflaster dürfen nicht zerschnitten oder innen angefasst werden.

Welche Pflaster gibt es?

Je nach dem Freisetzungsmechanismus der Wirkstoffe unterscheidet man zwei Pflastertypen. Im einen Fall – beim sogenannten Reservoirpflaster – ist der Wirkstoff beim Pflaster in Alkohol gelöst und wird mit diesem in die Haut transportiert. Wenn der Alkohol verschwunden ist – nach etwa dreieinhalb Tagen –, lässt die Wirkung des Pflasters nach. Dieses Pflaster muss zweimal in der Woche geklebt werden. Im anderen Fall – beim sogenannten Matrixpflaster – enthält die Klebeschicht den Wirkstoff, der daraus sieben Tage lang in gleichmäßigen Mengen freigesetzt wird. Dieses Pflaster muss nur einmal in der Woche erneuert werden.

Es kommt gelegentlich vor, dass das Pflaster die Beschwerden nicht lindert. Wenn dem kein Anwendungsfehler zugrunde liegt, gehören Sie vielleicht zu den wenigen Frauen, die Hormone aus dem Pflaster über die Haut nicht aufnehmen können. Der Arzt kann das über eine Hormonbestimmung feststellen. Andere Probleme bei der Pflasteranwendung sind Hautreizungen oder Schwierigkeiten mit der Haftung.

Als Alternative bleibt in solchen Fällen noch die Hormonanwendung mit einem Gel, das großflächig auf die Haut aufgetragen wird. Man lässt es einige Minuten einziehen und kann dann auch schwimmen gehen oder die Sauna besuchen. Die Eigenschaften der Grundsubstanzen verschiedener Gele und ihre Hormonkonzentrationen unterscheiden sich. Es gibt auch Dosierflaschen, aus denen die erforderlichen Mengen sehr genau entnommen werden können.

Darreichungsformen für lokale Anwendung

Mit hormonhaltigen Vaginaltabletten, -zäpfchen und -cremes treten keine Hormonnebenwirkungen in anderen Körperregionen auf. Sie können daher bedenkenlos über Jahre angewandt werden, z. B. bei trockener Scheide, wiederkehrenden Entzündungen und Schmerzen beim Geschlechtsverkehr oder bei Blasenstörungen aufgrund von Hormonmangel.

Zusätzlicher Nutzen – zusätzliche Risiken?

Östrogene wirken an vielen Organen und Geweben im menschlichen Körper. Der frühere »Jungbrunnenmythos« mag mit ihren günstigen Einflüssen auf das Bindegewebe, die Haut, die Gelenke und die Wirbelsäule zusammenhängen.

Immer wieder wird nach den Auswirkungen einer Hormonbehandlung auf das Blutgefäßsystem und auf Krebserkrankungen gefragt. Darauf gibt es heute Antworten. Aber selbst wenn positive Effekte im einen oder anderen Fall festgestellt worden sind, bedeutet das nicht, dass eine Hormonbehandlung zur Vorbeugung oder gar Behandlung dieser Erkrankungen geeignet wäre. Ein positiver Effekt kann höchstens als zusätzlicher Nutzen im Sinn einer günstigen Nebenwirkung betrachtet werden.

Eine frühzeitige, um die Menopause herum begonnene und anhaltende Hormontherapie senkt die Gefahr für Arteriosklerose und Herzinfarkt, nicht aber für einen Schlaganfall. Sie verringert das Diabetesrisiko und wirkt sich günstig auf den Fettstoffwechsel und das metabolische Syndrom aus. Trotzdem muss vorrangig auf Gewichtsnormalisierung, eine effektive Blutdrucksenkung und eine optimale Einstellung des Blutzuckers und der Blutfettwerte geachtet werden.

Sind die Blutgefäße bereits geschädigt, bieten Hormone keinen Schutz mehr. Dann soll auch nicht mehr mit einer Hormonbehandlung begonnen werden. Bei einem späten Behandlungsbeginn (über 65 Jahre) treten mehr Herzinfarkte auf, vielleicht weil die Blutgefäße der Frauen in diesem Alter oft schon nicht mehr gesund sind.

Möglicherweise werden in dieser Situation die neuen, sehr niedrigen Östrogendosierungen und eine Anwendung durch die Haut besser vertragen.

Zum Brustkrebs gibt es noch keine eindeutige Aussage. Aus heutiger Sicht gilt als sicher, dass Brustkrebs nicht durch eine Hormonbehandlung an sich verursacht wird. Es kann sein, dass schon vorhandene Krebszellen schneller wachsen und der Krebs dadurch eher erkannt und eher behandelt wird. Das wäre für die betroffene Frau ein Vorteil. Bei längerer Hormonanwendung könnte vielleicht das Brustkrebsrisiko geringfügig zunehmen – wahrscheinlich weniger bei einer reinen Östrogengabe als bei einer kombinierten Behandlung. Auf jeden Fall erhöhen andere Risikofaktoren die Gefahr, an Brust-

Wichtig zu wissen

Für eine sonst gesunde Frau mit Wechseljahresbeschwerden im Menopausenalter (um 50) ist eine Hormonbehandlung ungefährlich. Vor der Verordnung einer Hormonbehandlung steht aber immer eine ärztliche Untersuchung, die gesundheitliche Schwachpunkte und ererbte Risiken aufdecken soll.

krebs zu erkranken, deutlich stärker als eine Hormonbehandlung. Man weiß noch nicht, ob von Östrogen und
den verschiedenen Gestagenen ein unterschiedliches
Risikopotenzial ausgeht.

Eindeutig senkt eine Hormonbehandlung das Darm-
krebsrisiko. Unter einer kombinierten Östrogen-Gesta-
gen-Behandlung wird auch seltener Gebärmutterkrebs
beobachtet als im normalen Durchschnitt. Noch nicht
klar ist, ob auch ein Schutz gegen Eierstockkrebs
besteht.

Bei manchen Krankheiten z. B. des Immunsystems oder
der Leber, bei bestimmten Krebserkrankungen oder
einem bereits durchgemachten Herzinfarkt kann in
der Regel eine Hormonbehandlung nicht durchgeführt
werden.

Manchmal treten durch die ärztliche Voruntersuchung
Krankheiten zutage, die bis dahin gar nicht bemerkt
wurden, wie etwa Bluthochdruck. Er ist ein Risikofak-
tor für Herzerkrankungen und Schlaganfall. Eine Hormonbehandlung (mit einem Pflaster) setzt voraus, dass
der Blutdruck mit blutdrucksenkenden Arzneimitteln
»eingestellt« worden ist. Auch wenn in der Familie eine
erhöhte Neigung zu Thrombosen besteht, ist eine Hormonbehandlung nicht angebracht – zumindest nicht mit
Tabletten. Eine Hormonanwendung durch die Haut mit
Pflastern oder Gelen ist möglich, weil sich dabei das
Thromboserisiko nicht weiter erhöht.

Woher kommt die Verunsicherung?

In den letzten Jahren hatte die Hormonbehandlung
einen schweren Stand, weil die Diskussion um unerwünschte Wirkungen der hochwirksamen Substanzen

das Vertrauen in ihre guten Eigenschaften zerstört hatte. Unpräzise und teilweise auch sachlich falsche Darstellungen der Ergebnisse großer Studien haben die Frauen in weiten Teilen der Welt verunsichert. Aus Angst vor den schlimmen Nebenwirkungen, über die in den Medien berichtet wurde, haben sie ihre Hormonbehandlungen abgebrochen. Viele wagen nicht, damit zu beginnen, obwohl sie unter starken Beschwerden leiden.

Für den Wirbel haben hauptsächlich zwei Studien gesorgt: Die amerikanische »Women's Health Initiative«-Studie, abgekürzt WHI-Studie, die bisher größte wissenschaftliche Untersuchung der vorbeugenden Wirkungen von Hormonbehandlungen, und die englische »Millionen-Frauen-Studie«, die auf der Auswertung von Fragebögen beruht, die bei Mammographie-Untersuchungen verteilt wurden.

In den Jahren 2002 und 2003 wurden Ergebnisse dieser Untersuchungen veröffentlicht, die die Sicherheit der Hormonbehandlung in Frage stellten. »Mehr Brustkrebs« und »mehr Herzinfarkte« waren die Schlagworte, die für Panik bei den Anwenderinnen und zunächst auch für Verwirrung bei den Ärzten sorgten. In manchen Ländern wurden die offiziellen Empfehlungen geändert und die Hormonbehandlungen bei Wechseljahresbeschwerden mit Einschränkungen belegt.

Experten haben zwar umgehend die Schwachpunkte der Studien aufgezeigt, um der allgemeinen Verunsicherung entgegenzuarbeiten. So wird die »Millionen-Frauen-Studie« wegen starker methodischer Mängel von den meisten Wissenschaftlern und Ärzten nicht anerkannt. Die Teilnehmerinnen der WHI-Studie waren überwiegend Frauen mit ohnehin erhöhtem Risiko für

Herzkrankheiten und Brustkrebs. Raucherinnen und Übergewichtige nahmen ebenso teil wie ältere Frauen weit jenseits der Menopause. Auch entsprach die Art der Hormongabe in den USA nicht den Gepflogenheiten in Europa. Aber die sachlichen Argumente konnten sich gegenüber den Schlagzeilen der Laienpresse nicht behaupten.

Mittlerweile sind einige Jahre ins Land gegangen. Es gibt präzisere Untersuchungen. Man hat einige Fehler in der Interpretation der WHI-Studie erkannt. Man weiß inzwischen, dass es falsch war, Schlussfolgerungen einfach aus den Gesamtergebnissen zu ziehen. Es wurde noch eine andere sehr umfangreiche Studie mit einbezogen: die englische »Krankenschwesternstudie«. Sie läuft seit über 30 Jahren und wird mit Frauen durchgeführt, die um die Menopause herum mit einer Hormontherapie begonnen haben.

Aus den Teilnehmerinnen aller großen Studien wurden Untergruppen gebildet. Dabei hat man die Studienteilnehmerinnen in drei Alterskategorien eingeteilt und nach Risikofaktoren (z.B. Übergewicht, Cholesterinwert, Rauchen) zusammengefasst.

Eine Auswertung nach diesen Kriterien ermöglicht eine viel differenziertere Bewertung. Sie hat gezeigt, dass das Alter der Frau zu Beginn der Behandlung und der zeitliche Abstand zur Menopause für die Wirkung einer Hormonbehandlung am allerwichtigsten sind: Bis zum Alter von 60 Jahren gibt es keinen Grund für eine sonst gesunde Frau, sich eine Hormonbehandlung zu versagen, wenn sie unter Wechseljahresbeschwerden leidet. Außerdem hat man – wie bereits ausgeführt – erkannt, dass moderne Darreichungsformen bestimmte Risiken senken können.

Arztbesuch richtig vorbereiten

Viele Frauen tun sich schwer, mit dem Arzt über Beschwerden im Genitalbereich zu sprechen. Sie scheuen sich zu sagen, dass sie Schmerzen beim Verkehr haben oder dass die Blase nicht mehr richtig funktioniert. Aber jeder Arzt weiß, dass solche Probleme bei fast jeder Frau auftreten. Wenn er davon erfährt, kann er in den meisten Fällen auch helfen. Sprechen Sie daher alles an, was Sie belastet – egal ob es körperliche, psychische oder sexuelle Probleme sind. Vielleicht erhalten Sie auch Informationsmaterialien oder Fragebögen, die den Gesprächseinstieg erleichtern.

Die Bestimmung des **Hormonstatus** mit einer Blutuntersuchung ist bei Wechseljahresbeschwerden nur in seltenen speziellen Fällen vernünftig. Die Hormonspiegel schwanken immer, und besonders in der menopausalen Übergangszeit. Am besten ist es, wenn Sie Ihre Beschwerden genau schildern, damit diese gezielt behandelt werden können.

Vorbereitung auf den Arztbesuch

Als Patientin sollten Sie genau Bescheid wissen über Zeitabstände und Stärke Ihrer Regelblutung in den vergangenen Monaten, über Ihren persönlichen Gesundheitsstatus und Arzneimittel, die Sie einnehmen, sowie über Krankheiten in der Familie. Um nichts zu vergessen, schreiben Sie am besten alle Fragen zu Ihren Beschwerden und zu den Behandlungsmöglichkeiten, von denen Sie schon gehört haben, auf und nehmen Ihre Notizen zur Ärztin mit.

Wie sind pflanzliche Mittel einzuschätzen?

Die widersprüchlichen Mitteilungen der letzten fünf Jahre über unerwünschte Nebenwirkungen von Hormonen haben zu starken Verunsicherungen geführt und bei vielen Frauen entstand der Wunsch nach »Natur statt Chemie« zur Linderung ihrer Wechseljahresbeschwerden.

Länger schon sind östrogenähnliche Wirkungen von Pflanzen bekannt, sie werden sogenannten Phytoöstrogenen zugeschrieben. Sie wurden vor allem in Sojabohnen und ihren Keimlingen, in Erbsen, Linsen, Alfalfasprossen und Rotklee, aber auch in Leinsamen, Hopfen, Getreide und manchen Beeren gefunden. Auch der für die Herzschutzwirkung des Rotweins verantwortliche Wirkstoff gehört dazu.

Pflanzliche Präparate müssen einige Wochen lang eingenommen werden, ehe man ihre Wirkung voll spürt.

Soja stärkt die Knochendichte

Die Sojapflanze verdankt ihren guten Ruf dem sogenannten japanischen Phänomen. Japanerinnen, die sehr viele Sojaprodukte zu sich nehmen, leiden in ihrer Heimat wesentlich seltener an Wechseljahresbeschwerden als Frauen in den USA oder Europa. Auch Brustkrebs kommt im Land der aufgehenden Sonne seltener vor. Wenn Japanerinnen allerdings in anderen Weltgegenden leben, lässt sich in dieser Hinsicht kein Unterschied zu den dortigen Bewohnerinnen mehr feststellen.

Soja- und Rotkleeprodukte sind keine Arzneimittel, sondern werden als Nahrungsmittel, bilanzierte Diäten oder Nahrungsergänzungsmittel als angeboten. Für ihre

Wirksamkeit und Sicherheit gelten andere Vorschriften als für Arzneimittel. Trotzdem wurden ähnliche Studien wie für Arzneimittel durchgeführt. Darin ließen sich die untersuchten Wirkungen auf Wechseljahresbeschwerden nicht eindeutig bestätigen. An Brust, Gebärmutter und Gefäßen zeigten sich schwächere, aber ähnliche Wirkungen wie mit Östrogenen. Es wurde daher die Frage gestellt, ob man auch ähnliche Nebenwirkungen wie bei Östrogenen befürchten muss. Frauen mit hormonabhängigem Brustkrebs dürfen keine Phytoöstrogene zu sich nehmen.

Für einen eventuellen Krebsschutz scheint es wichtig zu sein, dass Soja bereits in jungen Jahren vor der Pubertät in ausreichender Menge aufgenommen wird.

Traubensilberkerze

Am gründlichsten untersucht ist eine andere Pflanze: die Traubensilberkerze. Nach ihrem botanischen Namen Cimicifuga racemosa wird sie bei uns auch Wanzenkraut genannt. Sie enthält keine Phytoöstrogene, entfaltet aber hormonähnliche Wirkungen bei Wechseljahresbeschwerden. Zubereitungen aus einem Extrakt des Wurzelstocks der Traubensilberkerze sind als Arzneimittel zugelassen. Sie wirken in einigen Geweben im Körper wie ein Östrogen. Sie lindern Hitzewallungen, Schweißausbrüche, Schlafstörungen, schützen die Knochen und das Herz-Kreislauf-System. An Brust und Gebärmutter sind jedoch keine negativen Östrogenwirkungen zu befürchten. Daher dürfen sogar Frauen mit hormonrezeptorpositivem Brustkrebs diese Präparate bei Wechseljahresbeschwerden einnehmen, auch wenn sie ein sogenanntes Antiöstrogen wie Tamoxifen zur Behandlung ihrer Krebserkrankung bekommen.

Zur gleichzeitigen Behandlung von Hitzewallungen, Schweißausbrüchen, Schlafstörungen und Stimmungsschwankungen wurde Traubensilberkerzenextrakt mit dem stimmungsaufhellenden Johanniskrautextrakt in einem neuen Arzneimittel kombiniert.

Wohlbefinden durch Bewegung und gesunde Ernährung

Eine Hormonbehandlung ist kein Ersatz für einen vernünftigen Lebensstil. Regelmäßige Bewegung, gesunde Ernährung, möglichst vollständiger Verzicht auf Zigaretten und Augenmaß beim Alkoholkonsum tragen viel dazu bei, gut durch die Wechseljahre zu kommen.

Bewegung stärkt Körper und Geist

Leichte sportliche Aktivitäten wie längere Spaziergänge mit raschem Schritt, Joggen, Nordic Walking, Radfahren und Schwimmen verringern Hitzewallungen und depressive Verstimmungen. Außerdem fördern sie die Gedächtnisleistung und die Konzentrationsfähigkeit, sind gut gegen Übergewicht und setzen die Risiken für Bluthochdruck, Schlaganfall und Herzinfarkt herab. Die Faustregel heißt: mindestens 30 Minuten und mindestens dreimal pro Woche.

Ein intensiveres Muskeltraining verbessert die Knochenstruktur und beugt einer Osteoporose vor. Wer Sport treibt, ist auch vor den gefürchteten Stürzen im Alter besser geschützt. Kegeln trainiert die Beckenbodenmuskulatur und hilft gegen Blasenschwäche. In vielen Fällen schaffen gezielte Entspannungsübungen, Meditation, Massagen und Yoga Erleichterung.

Nehmen Sie täglich zwei bis drei Liter Wasser, Mineralwasser oder Kräutertee zu sich, alkoholische Getränke, Kaffee und starken schwarzen Tee aber nur in geringen Mengen.

Da der Energiebedarf jenseits der 50 abnimmt, müssen die Ernährungsgewohnheiten geändert werden. Die Devise heißt wenig Fett und viel Eiweiß, reichlich Gemüse, Obst und Vollkornprodukte, Vitamine D_3, B, E und Mineralstoffe.

Wichtig zu wissen

Gute Kalziumlieferanten sind Joghurt, Milch, fettarmer Hart-, Schnitt-, Weich- und Schafskäse. Empfehlenswert sind alle Kohlsorten, Fenchel, Lauch, Brokkoli, Kresse und Kräuter, weil sie reichlich gut verwertbares Kalzium liefern. Ungünstiger sind Rhabarber, Spinat, Mangold, Rote Bete, weil sie Kalzium binden.

Stark gewürzte Speisen, heiße Getränke, Rauchen, zu viel Koffein und Alkohol verstärken Wechseljahresbeschwerden.

Verhütung nicht zu früh aussetzen

Die Aktivität der Eierstöcke lässt in den Wechseljahren zwar nach, geht aber erst mit der Menopause wirklich zu Ende. Bis dahin kann eine Frau schwanger werden. Die Chance ist nicht groß, aber vorhanden, wie Geburtenregister und gelegentliche Presseberichte bestätigen.

Solange der Zyklus regelmäßig ist – wenn auch verkürzt –, findet wahrscheinlich regelmäßig noch ein Eisprung statt. Bei unregelmäßigem Zyklus ist das eben unregelmäßig der Fall. Daten des Statistischen Bundesamtes zeigen, dass im Jahr 2005 jede zweite Schwangerschaft bei Frauen zwischen 45 und 55 Jahren abgebrochen wurde.

Wie lange verhüten?

Wer eine Schwangerschaft vermeiden will, muss sich also bis zur Menopause davor schützen. Da sich der Zeitpunkt der Menopause nur im Nachhinein sicher feststellen lässt, wird empfohlen, dass Frauen unter 50 noch zwei Jahre und Frauen über 50 noch ein Jahr nach der letzten Blutung sicherheitshalber weiter verhüten sollten.

Werden Hormone eingenommen, tritt die besondere Schwierigkeit auf, dass man nicht weiß, ob eine Blutung spontan durch einen Eisprung oder durch die eingenommenen Hormone ausgelöst wurde. Eine Hormonanalyse hilft da auch nicht weiter, weil sie in jedem Fall durch die Hormoneinnahme gestört wird – sei es durch das Substitutionspräparat für Wechseljahresbeschwerden oder durch das Verhütungsmittel. Außerdem sind die Hormonspiegel in diesen Jahren ohnehin sehr schwankend.

In dieser Lebenssituation wird eine Sterilisation oft als ideal angesehen. Wechseljahresbeschwerden können mit Hormontabletten nach dem sequenziellen Einnahmeschema behandelt werden.

Welches Verhütungsmittel?

Gesunde Frauen ohne Risikofaktoren können bis 50 absolut sicher mit einer modernen, niedrig dosierten Pille verhüten. Damit wird auch der Zyklus gut kontrolliert. Sie erübrigt zudem eine Hormontherapie gegen Wechseljahresbeschwerden, weil die Pillenhormone die hormonellen Veränderungen im Körper überdecken und Defizite durch die sinkende Hormonproduktion ausgleichen. Hitzewallungen werden günstig beeinflusst, auch eine Osteoporose, wenn schon Östrogenmangel besteht, und ebenso Haarausfall und Akne, wenn die Pille ein geeignetes Gestagen enthält. Sie kann auch kontinuierlich über einen längeren Zeitraum ohne hormonfreies Intervall im Langzyklus eingenommen werden.

Wie die Pille wirkt auch der Hormonring. Für ihn gelten die gleichen Anwendungsregeln und -beschränkungen wie für die Pille.

Intrauterinpessare sind zwar zuverlässig, führen aber verstärkt zu unregelmäßigen Blutungen. Besser ist die Hormonspirale, die fünf Jahre in der Gebärmutter bleibt. Bei Hitzewallungen und anderen Wechseljahresbeschwerden kann die Hormonspirale mit einer Östrogentherapie kombiniert werden. Manche Frauen lehnen sie ab, weil sie keinen Fremdkörper im Leib haben wollen. In seltenen Fällen wird sie auch nicht vertragen.

Eine Alternative – besonders für Frauen mit hohem Thromboserisiko – ist die Minipille, die nur Gestagen enthält. Sie ist ungeeignet, wenn die Bildung von männlichen Hormonen überhandgenommen hat.

Die östrogenfreie Pille mit dem modernen Gestagen Desogestrel unterdrückt – anders als die bisherigen gestagenhaltigen Minipillen – den Eisprung zuverlässig und bietet daher einen sicheren Empfängnisschutz.

Bitte besuchen Sie uns auch im Internet unter:
www.knaur-ratgeber.de

Die Autorin
Dr. Luise Mansel ist Apothekerin und war lange Jahre Chefredakteurin der Zeitschriften »Pharmazeutische Rundschau« und »Geriatrie Fortbildung«. Seit 1990 arbeitet sie als freie Autorin und Fachjournalistin für verschiedene medizinische und pharmazeutische Verlage mit den Schwerpunkten Selbstmedikation, Pharmakologie und Gynäkologie.

Wichtiger Hinweis
Die im Buch veröffentlichten Ratschläge wurden mit größter Sorgfalt von Verfasserin und Verlag erarbeitet und geprüft. Eine Garantie kann jedoch nicht übernommen werden. Ebenso ist eine Haftung der Verfasserin bzw. des Verlages und seiner Beauftragten für Personen-, Sach- oder Vermögensschäden ausgeschlossen.

Bibliografische Information der Deutschen Nationalbibliothek
Die Deutsche Nationalbibliothek verzeichnet diese Publikation in der Deutschen Nationalbibliografie; detaillierte bibliografische Daten sind im Internet über http://dnb.d-nb.de abrufbar.

© 2008 Knaur Ratgeber Verlag
Ein Unternehmen der Droemerschen Verlagsanstalt
Th. Knaur Nachf. GmbH & Co. KG, München
Alle Rechte vorbehalten

Projektleitung: Franz Leipold
Redaktion:
Ruth Gelfert, Gröbenzell
Herstellung und Layout:
Veronika Preisler
Satz und DTP: Gaby Herbrecht
Umschlaggestaltung:
griesbeckdesign, München

Druck und Bindung: Druckerei Uhl, Radolfzell/Bodensee

Printed in Germany

ISBN 978-3-426-64543-7

5 4 3 2 1

Weitere Titel aus den Bereichen Gesundheit, Fitness und Wellness finden Sie im Internet unter: **www.wohl-fit.de**